P. E. A. K Relational Training System：Generalization

PEAK 关系训练系统：
泛化模块

Mark R. Dixon（BCBA-D） 著

卢光琇　林　波　主译

技术指导　**Beth M. Mckee**

译者名单（按姓氏笔画排序）
文　华　卢光琇　刘方洋　李　迎
林　波　聂双双　谭跃球

中南大学出版社
www.csupress.com.cn
·长　沙·

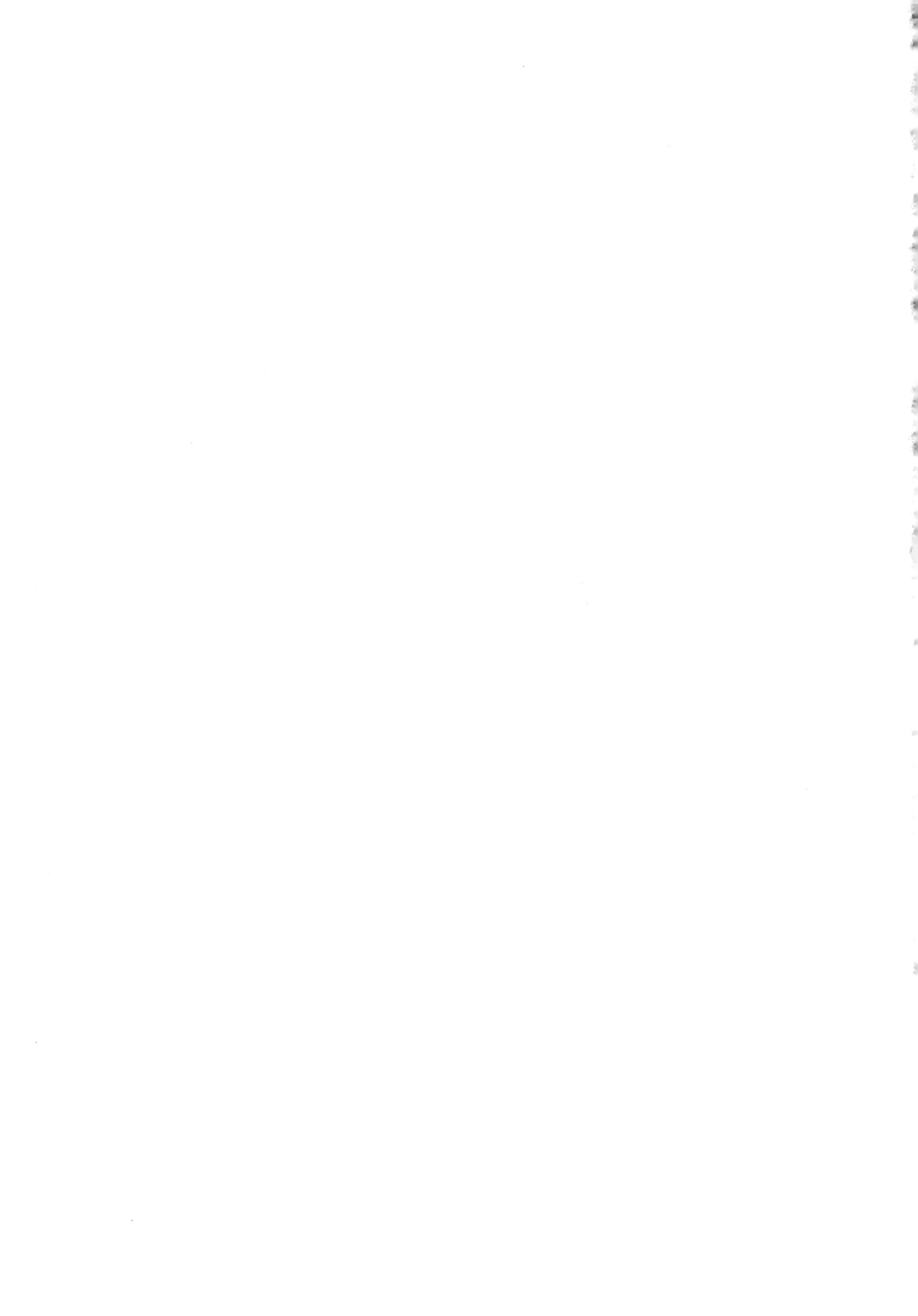

作者简介

Mark R. Dixon，内华达大学（University of Nevada）心理学博士，是一名持证十余年的国际认证行为分析师（BCBA-D）。他是伊利诺伊行为分析协会（Illinois Association for Behavior Analysis）的创始人兼主席、美国中部行为分析协会（Mid American Association for Behavior Analysis）的主席。现为国际行为分析协会（Association for Behavior Analysis International）的执行理事会成员。Mark 博士兴趣涵盖的行为分析领域，包括复杂操作行为、言语行为、语言的发展和组织行为，迄今，已经出版专著 5 部，在期刊上发表了 130 多篇论文，进行了 400 多场国内和国际报告。此外，Mark 博士还担任《行为分析实践》（*Behavior Analysis in Practice*）期刊的编辑，以及《应用行为分析期刊》（*Journal of Applied Behavior Analysis*）和《组织行为管理期刊》（*Organizational Behavior Management*）的副主编。Dixon 博士已经募集了总计超过 150 万美元的研究和服务基金，投入到学校里的行为分析、替代教育站点以及其他为孤独症等身心发育障碍人群的服务设施中，并创办了一家针对病理性赌博和肥胖症患者进行分析和治疗的临床行为分析诊所。他的专业见解和研究已经被《新闻周刊》（*Newsweek*）、《时代周刊》（*Time*）、《纽约时报》（*The New York Times*）、《美国国家公共电台》（*National Public Radio*）、《美国生活》（*This American Life*）以及美国广播公司（ABC）、哥伦比亚广播公司（CBS）和美国公共电视网（PBS）的地区分公司进行报道。

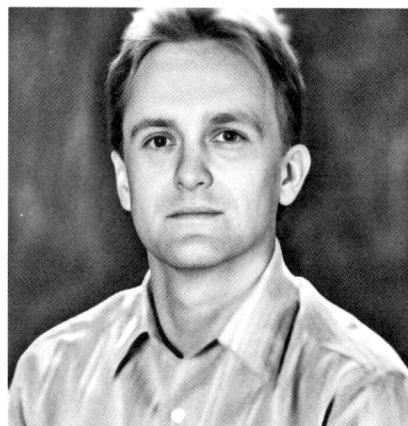

译　序

　　孤独症又称为自闭症，现在一般称为孤独症谱系障碍（ASD），是一类以社会交流交往障碍和重复局限的兴趣行为为主要特征的神经发育障碍性疾病，患者以呈现不同程度的社会交往缺陷、交流能力异常、狭隘兴趣和刻板行为、感觉敏感性异常以及智力缺陷为主要表现。ASD 病因复杂，目前比较公认的原因是遗传与环境的交互作用。ASD 自 20 世纪 40 年代首先由美国医师 Kanner 描述以来，经过近 80 年的认识，人们发现 ASD 不是一类罕见症，目前公认的发病率约为 1%，据央视财经频道 2023 年 4 月报道，目前中国 ASD 患者超 1300 万人，以每年近 20 万人的速度增长，ASD 发病率已占各类精神残疾首位。

　　庞大的 ASD 群体，迫切需要一套行之有效的治疗体系。遗憾的是，由于 ASD 病因复杂、分子机制不清楚，目前还缺乏有效的药物治疗手段。但可喜的是，美国心理学博士、行为学家马克·迪克森（Mark R. Dixon）于 2014 年发布的 PEAK① 关系训练系统，给 ASD 的科学干预带来了新的希望，PEAK 也是目前在美国特教行业最热的评估工具和课程系统之一。

　　PEAK 关系训练系统由直接训练、泛化、等量、转换等 4 个模块组成，依据从易到难原则每个模块分别设置了 184 个目标能力的评估方法及训练课程。经国内外多篇学术论文支撑的循证实践表明，PEAK 与以往经典的评估工具或智商测试对照，发现其具有较高的效度。我们在使用 PEAK 关系训练系统过程中，发现 PEAK 对于 ASD 患者的行为改善、语言发展、智商提高等都有显著的效果。

　　鉴于 PEAK 关系训练系统的有效性，我们尝试与创建 PEAK 关系训练系统的马克·迪克森（Mark R. Dixon）博士联系，并成功将全套系统引进中国。非常感谢马克·迪克森博

---

　　① promoting the emergence of advanced knowledge，促进高阶知识的涌现。

士以及其他著作者的辛勤劳动，感谢马克·迪克森博士和美国伊利诺伊州的Shawnee科学出版社授权我们的译本在中国独家出版；感谢我的团队成员皮丹丹、包玉玺、王奕丹、王文舒、廖丹等在翻译与校对过程中的协助，他们的辛勤劳作是促成本书及时成稿的重要因素；最后，也特别感谢中南大学出版社编辑们的辛勤劳动。

期待本书的中文译本能够给临床医师、康复治疗师带来帮助，指导他们有效地开展针对广大ASD患者的评估和干预工作。同时，本书还对那些对ASD患者的行为治疗感兴趣的医务人员，以及ASD患者的父母和亲属群体，也很有裨益。

卢光琇

2023年6月于长沙

致　谢

　　一部成功的电影，其续集往往令人失望，故事情节通常不够精彩，最好的演员也都已经转向其他电影的拍摄。当我坐下来着手设计并最终发布泛化模块时，这种对续集魔咒的担忧深入了我的脑海。但是，令我感到欣慰的是，大约五年前患者教育意识知识（patient education awareness knowledge，PEAK）构思已经成形，所有模块都是这个五年前已经成形的概念框架的一部分。我们也一直在为每个模块收集各种数据。确实，我还打算，像制作一系列电影续集一样，按顺序出版这些书。在推广到大众使用之前，这种办法允许各种研究团队对PEAK模块进行实地测试，但也使得单个模块有许多不足。然而，我向你们保证，PEAK的泛化模块绝不是续集。它的设计不是让学习者先掌握直接训练模块的所有项目以后再进行的第二步学习，也不是一个供临床医生选择是否使用的奢侈品。相反，泛化模块应该与直接训练模块同时使用。这两个模块奠定了等量模块和转换模块的核心基础。

　　我最大的愿望是，看到泛化模块作为我们领域战胜外界对我们最严厉指责的方法。人们抱怨，残障人士在使用应用行为分析（applied behavior analysis，ABA）的方法时会变得死记硬背、呆板机械，他们不能将这些技能以有意义的方式融入到实际生活中去。虽然我们很容易忽视这种批评的眼光，认为那些提出质疑的人不理解ABA有更多优点，但是朋友们，我讨厌这么说，我觉得这种质疑也并非没有道理。我曾经被反复叫去见一个经过了"ABA"训练，宣称已经掌握了某些技能的学习者。但当我对他的技能进行检测时，我很快就失望了，因为那些看起来很棒的对话、命名和听者反应技能大部分是死记硬背的。对话无法反向进行，也不能对已训练的刺激的不同形式做出正确反应，这似乎逐渐表明，全面的能力并没建立起来，而是一种错觉。事实上，没有一种成功的方法能记住整个世界。但我们一直在浪费时间试图让残障人士这样做。在某种程度上，人们必须记住最原始的训练刺激和强化经历，并泛化到其他情境中。从某种意义上来说，这些人必须学会如何学习。

1

在 PEAK 的泛化模块中，你会看到我们将开始一种与传统的针对残障人士的 ABA 治疗不一样的全新方案。在这里，你会发现一种新的选择刺激的方法：在训练中嵌入测试回合，有时候完全不给学习者反馈或强化。刚开始这样做会很难，因为每个人都喜欢强化物。但有趣的事情会出现：你将开始观察到自我强化和泛化的出现，结果就是学习者开始用更类似于我们的方式接触世界——将技能和信息运用到新的情境中。

自从直接训练模块发布以来，我们已经看到了同行评定对 PEAK 的各种实证支持，重点在于直接训练模块与智力、早期学习标准、某些标准化词汇测试的相关性。丰富的个案研究数据也表明了 PEAK 的有效性，交互评价的可靠性已经建立，关于泛化模块的类似研究不断向前延伸。有很多人为 PEAK 泛化模块的创作起了重要作用，正是他们的支持和热情使得这部"续集"获得了成功。

很多人接受了用新的方式来思考如何用 ABA 为残障人士服务，这个模块因而得以成为现实。为了让本模块成为现实，这些人包括我的研究生：Jacob Daar、Seth Whiting 和 Kyle Rowsey，他们每个人都为本模块的创作花费了很多时间。我还要感谢伊利诺伊州各个学区的工作人员，感谢他们允许我进入他们的教室，为他们的学生调整、探索和制定泛化计划。他们包括 Kimberly Byars、Bambi Bethel、Linda Kowalski、Pamela Tyler、Jennifer Seachrist、Alison Storm、Christina Denman、Kristin Korte、Cindy Penrod 和 Mike Weger。最后，我必须感谢 200 多位家长，感谢他们同意让自己的孩子参与我们的研究项目，正是这些研究项目最终形成了泛化模块的项目指南。我永远不会忘记他们对我的信任，也不会忘记他们对其孩子的期望。

Mark R. Dixon

目　录

泛化模块的实施

当学习者在行为训练项目上付出了时间和精力之后，他/她很可能已经牢固地掌握了一些初期技能。例如，曾经一度沉默的观察者可能已经掌握了命名物品、提要求、回答简单问题以及完成基本的学业任务（如限定条件下的计数或加法）等所必需的技能。也就是说，当特定的刺激出现时，学习者已经学会了做出特定的反应。这些都是行为治疗的常见目标，也是日常生活中可贵的技能，但是单独地使用具有一定的局限性。你想象一下，如果你带一个喜欢动物的学习者去宠物店，由于你可能没有想过要训练其命名蝎子或火腹蟾蜍，所以他/她不能说或者做一点跟这些动物相关的事。现在想象一下这位学习者是一个狂热的艺术家，他/她已经掌握了对基本颜色的命名，但现在，在他/她眼前的是有着500种颜色的巨大的蜡笔盒，除了基本的蓝色、绿色和其他一些颜色，他/她可能没有能力去命名、描述或要求使用其他更多的颜色，因为这些刺激之前并不是直接训练的目标。

虽然，在直接训练中呈现特定刺激进行反应这一常用方法，可以让学习者进步很大，但我们生活的世界是浩瀚无垠、瞬息万变的。回想一下你上次在酒店过夜的情景。如果你经常在家里用闹钟叫醒自己，你很可能会注意到酒店房间里的闹钟和你自己的闹钟有很大的不同，但你仍然可以用这个闹钟按时把你从宁静的睡梦中唤醒（希望如此）。也就是说，从来没有人明确地教过你如何使用这个闹钟，但无论如何你都可以成功地设置好闹钟。此外，那里可能也没有一个给你反馈（如"闹钟设置得很棒！"）的指导者，但你的行为被设置闹钟按时起床、从而避免退房过时被收取费用的这个自然结果所强化。再多的教学回合也无法涵盖学习者能遇到的所有刺激，甚至无法完全涵盖一种刺激的所有种类。同理，在自然环境中与刺激物互动时，不会每次都有另一个人来强化正确的反应。如果没有看护人的反馈，我们如何在一个很少保持一致的环境中有效地工作呢？大多数时间我们都是独自面对这个世界，而且我们或多或少都成功地做到了这一点。那么，是什么在维持我们的行为呢？虽然大部分时间我们都不会思考这个问题，但实际上我们是在自我强化。我们设置了酒店的闹钟，当第二天按时起床时，我们对自己说："我的闹钟设置得真好"。也许我们没有意识到这种微小的自我强化，但它确实存在。我们一直在跟自己对话。这种自言自语是真正使我们成为人类的一个方面。我们用它来解决问题，遵从指导，强化我们在生活中选择的成功道路。我们面对孤独症患者的挑战就是让这种自言自语也发生在他们身上。我们需要让他们以某种方式强化自己的行为，而不是依赖于我们的存在来帮助他们应对世界上的所有挑战。当他们像我们一样，能够适应一个新的环境、衡量不同选择的结果并采取其中一个、学会纠正自己或强化自己，我们就成功了。这确实是一个挑战，但解锁这种能力的关键在泛化模块中能够找到。PEAK 的第二个模块提供了项目和操作步骤来扩展学习者的能力，让模块更普遍和广泛适用。通过这样一种方式，学习者可以在各种各样的情境下做出恰当的行为，并继续从自然环境的结果中发展自己的技能。

在直接训练一种起始技能之后，对于学习者来说，泛化的原理就像用一把钥匙打开了通向广阔世界的大门。泛化是行为的基本原理，当某种刺激物与过去训练中所用的刺激物在形式上或物理特性上类似时，学习者能产生一种习得的反应，则泛化就发生了。例如，如果在呈现一张兔子的照片后教一个孩子说"动物"这个词，当他看到其他四条腿、毛茸茸动物的新照片时，他也可能说"动物"这个词。对新刺激来说，命名动物的行为已经得到了泛化，学习者现在能够对许多类似的动物做出反应了。这种类型的泛化被称为刺激泛化，因为对单一刺激的反应已扩展到对同一类更普遍刺激的反应。刺激泛化也用于描述学习者如何在与过去学习场景类似但不完全相同的自然或变化的场景中去使用相关技能。例如，教

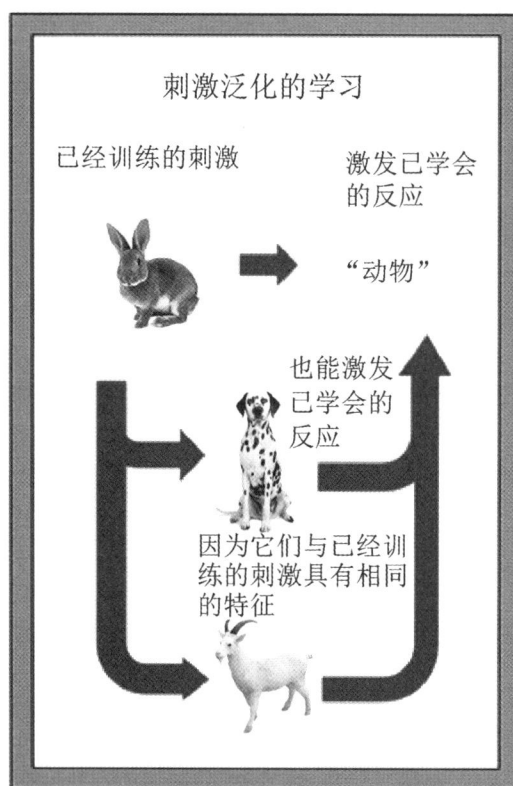

刺激泛化的学习

已经训练的刺激　　激发已学会的反应

"动物"

也能激发已学会的反应

因为它们与已经训练的刺激具有相同的特征

会了学习者识别教学桌面上的动物卡片之后，学习者能够识别农场里活生生的动物，刺激泛化就发生了。刺激泛化还包括学习者在面对不同的指导者、新场景或不同措辞指令时所表现的技能。

第二种类型的泛化涉及反应。在恰当的情境中，当对做相同的事情或完成相同功能

有好几种不同反应时，泛化也会发生。例如，当一个已经学会了回应他人问候时说"你好"，或者当别人靠近时说"你怎么样?"的学习者，他可以用"你好，你怎么样?"或者用其他任何已经学过的问候方式来回应别人，因为所有教导给学习者的这些反应都是正确的，它们都具有相同的用途。这种对特定刺激(或一类刺激)的不同反应被称为反应泛化，因为反应的功能比特定的反应形式更加重要。换句话说，学习者可以做出不同的反应来完成任务，而不是像机器人一样总是对一种刺激做出完全相同的反应行为。

有了这两个基本的泛化概念，学习者的能力将会被进一步地拓展和延伸。回到我们之前的动物爱好者去宠物店的例子，如果他/她的技能经过了泛化训练，那么，蝎子可能会称为"虫子"，因为它看起来像他们学过的其他虫子；火腹蟾蜍可能会激发"动物"或"爬行动物"这个词，因为它像其他动物一样是一只四条腿的生物，并且像其他爬行动物一样是绿色的。通过泛化，曾经只限于对训练中所用刺激做出反应的一组技能，在现实世界中，现在可以被更广泛地应用，在更大范围内起到作用。

和大多数其他事情一样，泛化必须是习得的。直接训练技能时，目标往往是受严格控制的：当学习者看到一个红色的球时，会回答"红色"，而不是回答另一种颜色的名称。为了最好地对"红色"进行教学，只有出现红色球时"红色"的回答才会得到强化。由于红色的东西有很多，你将想要训练的是：出现红砖、红衣凤头鸟和消防栓时，也能得到"红色"的回答。接下来，在你呈现一张山羊的图片时训练学习者回答"山羊"。然后，在呈现一张山羊的卡通图片、一只玩具山羊和一只山上的山羊时也能做出"山羊"的回答。这样学习者就能学会对很多事物都表示"山羊"。经过许多这样不同的程序化的刺激泛化实例训练以后，对新引入的概念的泛化就会开始了。例如，在接受了足够的刺激泛化示例训练之后，如果你用一幅橡树的图片教会了学习者什么是橡树，那么他/她能在看书时、在户外漫步时看到橡树就命名为"橡树"，而不需要得到任何额外的经验。当他们已经成为了一个能够泛化的泛化者时，学习的进程将会加速。

反应泛化也是通过同样的方法习得的。如果你把"你好"训练成面对特定问候时的回应，学习者很可能总是会做出"你好"这种回应，因为这种回应在应对问候时得到了强化。现在，当你和学习者打招呼时，你可能想训练他们说"嗨"或"最近怎么样?"。经过了足够多的强化之后，学习者就会用不同的方式来问候你了。那么，你可以用"加"的指令来训练多种不同加法问题；你可以用"击球"的指令来训练多种不同高尔夫球击球方法；你也可以训练用多种方法来描绘人物。在学习了许多反应泛化的例子之后，学习者将能够在面对任意刺激物时产生更多样化的行为，这些行为具有相同的功能，而不需要额外训练他们如何去做。

通过这种学习方式，学习者可以获得一个动态的、灵活的技能，而指导者精心设计的泛化程序能确保学习者学到的技能在实际生活中是有效的。有效性对于任何行为程序都是绝对必要的。泛化模块的目标不仅仅是教学习者特定的泛化技能，也要训练学习者成为一个能够泛化的泛化者，他能通过学习接触我们这个世界的一小部分，来推断出世界的其他部分。泛化的学习是一项产生复杂语言和将习得的反应适应于新情境的重要技能。如果一个人的全部技能中没有这种类型的学习，对世界上可能存在的每一种刺激都必须教一种特定的反应；即使是最好的直接训练也完不成这项任务。由于这项技能的重要性，PEAK 关系训练系统的泛化模块有助于识别一般泛化技能的缺陷，并提供明确的课程设计，以促进具有泛化性、灵活性和适应性的语言技能的出现，这将为许多新的尝试打开大门。

学习环境和刺激选择的概述

为了教授泛化的语言技能，PEAK使用了一种被称为多重范例教学（multiple exemplar training，MET）的教学策略。MET指的是系统地提供许多具有共同的显著特征的刺激物范例，强化那些需要关注其显著特征的反应。为了利用这种教学方法，指导者必须识别和安排一个有利于实施学习和呈现各种刺激的环境。对于大多数学习者来说，一张桌子，两把椅子，处于安静的空间中远离干扰刺激，如玩具或电子屏幕，就足够了。对于早期学习者来说，在游戏室的地板上进行教学通常更容易，因为许多这样的学习者还没有学会长时间地坐在桌子边上。不管你选择的是何种特定空间，选择学习环境时最重要的考虑是你能在多大程度上维持刺激控制。例如，正在播放动画片或是玩具触手可及的环境中学习者是不太可能集中注意力的。由于多重范例教学取决于指导者强调刺激重要特征的能力，以及在正确行为发生时提供有意义反馈的能力。因此，如果一个学习者能随时得到被用来当作刺激或反馈的物品，那么他就不太可能抓住刺激物的显著特征，理解所提供的反馈。此外，一个良好的学习环境也能让指导者将所有需要的材料掌握在手上，并预留出足够的空间来呈现刺激。由于刺激的多个范例的需要，很多卡片、物件在每节课中都应是指导者容易拿到且处于备用状态的。认真管理这些物品可以极大地降低教学回合的时间间隔，从而增加教学控制。最后，学习环境的选择必须符合课程的内容，且能够满足学习者的任何特殊需求。因此，学习环境应该是个性化的，能有效地满足学习者功能水平和学习空间。

任务相关刺激：泛化模块中的很多评估和课程项目都需要收集具有相似特征和不同特征的刺激组合。因此，对指导者而言非常重要的一点是，要仔细阅读和安排每个课程项目需要使用的刺激。例如，项目"**13U-命名组合属性**"需要给学习者呈现几个具有相似特征和不同特征的物品，这样学习者就能应用多个命名来正确地区分物品（例如，红色的大球、红色的小球、蓝色的大球和红色的小积木块）。虽然你选择的特性并不重要（即红色与蓝色、积木块与球)，但课程项目指定的刺激物的相似点和不同点非常重要。因此，你应该在课前花时间管理刺激物，以减少教学回合的时间间隔。此外，泛化模块使用了一种**训练/测试**策略，在这种策略中呈现测试刺激时不会出现辅助或强化，以保持指导者判断学习者是否有泛化的能力。因此，用于**训练**一项技能的刺激和用于**测试**一项技能的刺激，应该明确标记或区分，以免混淆。

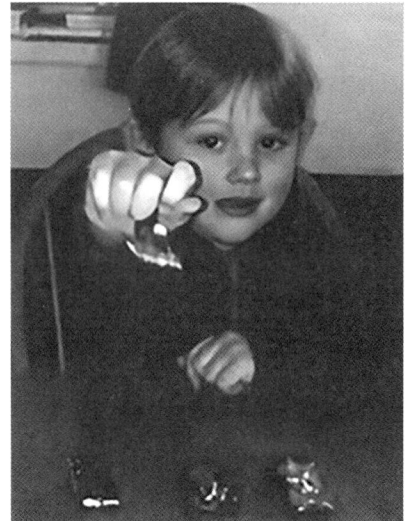

促进可持续强化：与直接训练模块中的后效关联的学习一样，泛化也依赖于反馈和强化。在直接训练中，当呈现的刺激唤醒特定反应之后，学习者就会得到强化，从而导致在新训练的刺激出现时反应得到增强。另一方面，在接触了很多直接训练的刺激物的例子后，当呈现一些与训练中最初使用的刺激具有某些相似性的刺激时，学习者会产生一系列的反应，这时泛化学习就发生了。这意味着学习泛化仍然依赖于在直接训练实例时作为强化物的物品或活动。

尽管泛化模块的主要关注点是技能的泛化，强化刺激的泛化同样也很重要。强化物，或在行为发生后所呈现的刺激物(该刺激物能增加该行为在未来发生的可能性)，通常只在有可提供的特定物品和合适的动机出现时才有效。对于有学习障碍的人来说，刻板、不能接受新事物或常规的改变这样的情况并不罕见。在这样的情况下，很难为这种学习者提供强化，因为他们不愿意接受任何偏离他们最喜欢的强化物。动机也限制了强化的可能性。例如，只有当学习者饿了或者最近没有机会得到这种食物时，作为强化物的食物才有效。如果学习者一整天都能得到该食物，那么它就不可能再继续作为强化物起作用。这是因为食物对我们的感官系统有直接的影响，能导致可预测的生理结果(即，如果你吃了东西，你就不会再感到饥饿)。那些未经训练就能发挥作用的强化物通常被称为**初级强化物**。这种强化形成后效学习的基础。这使得初级强化对于早期学习者来说特别有用，在训练初期我们就能给学习者提供初级强化物。然而，初级强化物往往受限于学习者的自然满足，并且他的社会适合性也会随着年龄增长而下降。因此，泛化模块强调**泛化强化物**的条件作用，或者说，强调那些与多种类型的初级强化物相结合后具有强化作用的强化物。

这种泛化的强化物通常被称为**次级强化物**，例如，社会性表扬、金钱或字母等级评级，是学习者在自然环境中从他人那里得到的反馈的主要部分。这是因为泛化的强化物，代表的是一类几乎可以在任何情况下提供而不需要了解学习者当时具体动机的刺激。例如，尽管金钱本身并没有即时的实物价值，但大多数人仍会迅速增加呈现能带来金钱的行为的频率。人们这样做是因为金钱与许多初级强化物的交换有关系，这使金钱成为一种理想的泛化强化物。社会性表扬的作用原理也是类似的，比如击掌，击掌时的生理形态与拍手很像。在大多数情况下，被人拍手并不是很受欢迎的方式，然而很多学习者都会积极寻求这样的社会性关注。击掌反而是有价值的，因为只有当学习者表现好时才会击掌，且随后通常会伴随其他强化物。由于击掌和其他初级强化物常常一起出现，因此，击掌本身很快会成为一种单独的强化物。通过将次级强化物与许多不同的初级强化物配对，能有效地使次级强化物对任何一种学习情境都不具有特异性，从而达到泛化的效果。由于次级强化物不那么容易产生满足感，因此在学习环境中使用的时间更长。

为了促进泛化强化物的条件作用，泛化模块推荐经常使用**配对**这一简单程序。配对是通过在提供初级强化物之前向学习者提供训练的次级强化物来实施的。例如，在给学习者提供食物或其他有形的强化物之前，指导者应该先提供社会性表扬，如"很棒"。这样做能让社会性表扬与原强化物的强化性质相适应或相搭配。随着时间的推移，原强化物的需求频率将降低，因为学习者最终会接受单独的社会性表扬作为正确反应的反馈。当社会性表扬常规地贯穿于许多学习任务中时，它的条件性强化效应将会泛化到大部分学习情境中。

尽管泛化的强化物通过与初级强化物频繁配对而获得效力，但如果泛化强化物在没有配对的情况下频繁使用时，它们也会失去其强化效果。例如，如果你有源源不断的钱，但从来没有机会花，你很快就会对钱失去兴趣。由于泛化的强化物可能需要持续配对的支持，因此我们有时会实施代币制和泛化强化策略，这时初级强化物通常被称为**备份强化物**。我们鼓励指导者们在泛化强化物单独呈现和其与初级强化物配对呈现之间保持适当的平衡。对于很多早期学习者来说，一开始可能需要持续的配对。随着学习者的进步和在学习环境中取得更多成就之后，单独的泛化强化物与两种强化物的配对呈现的比例可以是3∶1，这通常足以维持学习者的注意力。这种平衡在很大程度上取决于学习者的技能水平和你执行配对过程的有效性。

在所有学习者能学会反应的泛化强化物中，自我表扬是最重要和最具可持续发展的条件强化。当学习者从完成谜题（例如智力游戏或拼图）、解决问题或者只用过去某种类似的简单回应就能得到强化的方式中，学会了自我表扬，那他就更有可能进行自发性的和自我维持性的活动。当学习者准确地完成一个任务，通过给自己提供积极的反馈来提高自己的表现，自我表扬就出现了。虽然自我表扬有时被误解为一种内在的品质，但就像内在动机一样，自我表扬实际上是一种泛化的行为，是后天习得的行为。由于正确地完成任务的行为所产生的刺激，在功能上类似于过去得到了强化的行为，因此，学习者可能会像指导者一样开始对自身正确回答的结果进行回应（即当他们发现自己正确回答后进行自我表扬）。例如，当听到"2+2 等于几?"的问题后，学习者回答"4"，然后得到了表扬"很棒!"，当他们以后任何时候听到自己对该问题的正确回答时，他们可能会开始对自己说"很棒!"。随着时间的推移，当学习者对问题的行为反应正确时，他们会开始将自我表扬的反应泛化到其他情境下。从更专业的角度上说，学习者正确回应的结果会成为一种能引发表扬的区辨刺激。在自然环境中，我们通常会强化越来越安静的自我表扬，直到这种行为不再是外显的，而纯粹是内隐的（即学习者只在心里想"我很棒"）。无论何时学习者正确地运用了自我表扬，我们都应给予特别的关注。请赞赏他们自我肯定的行为，这样他们很快会开始寻求自我学习。

与强化物相关的刺激泛化在促进灵活的语言学习能力中也很重要。由于学习者最喜欢的强化物并不总是能够获得，因此，教会学习者接受替代性的或类似的东西非常重要。当对早期学习者或孤独症学习者进行教学时，他们对相似强化物的接受性尤为重要，因为在这些人群中普遍存在的固定偏好是妨碍他们在自然环境中学习的主要障碍。想象一个只接受特定品牌和口味玉米片的学习者。如果没有这种玉米片，教这个人会有多困难?如果这个学习者只接受完整无缺的玉米片呢? 教学习者接受各种各样的强化物与教他们接受泛化的强化物同样重要；如果没有这项技能，学习者很快会变得只依赖于一种强化物。为了促进强化物之间的刺激泛化，指导者应该进行偏好评估，以识别出潜在的强化物。当学习者选择了一个物品后，指导者应该开发出一系列与首选刺激相似但不完全相同的选择物品。这样做的目标是确定一个**泛化梯度**，在这个梯度中，所选择物品的主要特性是逐渐不同的。例如，假设你教的孩子只吃某一品牌的奶酪味玉米片，如果指导者想要增加学习者的强化物泛化程度，他可以先选择给孩子提供这一品牌的奶酪味玉米片和同一品牌但不同口味的玉米片。当学习者开始接受不同的玉米片时，指导者可能会引入一种形状不同的新型玉米片。慢慢地，指导者就能够引入与原始刺激有很大不同的物品了，如米糕、胡萝卜棒等等。记住，使用强化物泛化梯度的目的是系统地扩大学习者能作为强化物反应的刺激范围。这意味着你选择强化物的哪种特定品质来改变，不如品质被改变的事实重要。例如，强化物的泛化梯度可以基于质地、口味、大小、形状，甚至是呈现方式。泛化梯度也可以用来逐步撤退每个回合中所提供的强化物等级或需要的大小和数量。当学习者的强化物包含一些可能导致满足感的食物刺激时，这个方法尤其有用。

虽然泛化模块中没有提供所需的操作程序，但教学习者学会接受泛化强化物和不同特性物品是一般教学策略的重点。由于在自然环境中缺乏各种各样的动机来源（如麦圈和巧克力豆），那些没有学会接受广泛的刺激作为强化物的学习者，将面临着学习缺陷的风险，他们最终很难学会正常地使用语言。请记住，泛化模块的最终目标是促进已习得行为的灵活应用能力，这些能力将在自然环境中持续存在并保持，而不需要特定强化物的持续支持。

实施 PEAK：泛化评估

泛化评估是一项标准参照调查，用于确定学习者当前已掌握的技能，并确定用于教授学习者的潜在项目。这184个项目列表的评估可以由指导者或看护人来执行，他们要表明是否观察到学习者具有此 PEAK 模块中涵盖的特定技能。由于评估中的每一个条目都与 PEAK 课程中的项目一一对应，因此当我们使用评估确定学习者所缺失的技能后，便可以找到相应的 PEAK 课程来教授该技能。

PEAK 评估项目：泛化项目

每一项选一个：Y＝是　N＝不是　？＝不知道

#	名称	描述	Y	N	？
1A	泛化动作模仿	展示任何示例动作时，学习者都能模仿这个动作			
1B	数学：按组分类和计数	当有指示将物品分成不同数量的组时，学习者能相应计算出每组物品个数			
2A	按功能对话替换	问学习者关于某个物体的用途时，学习者能识别该物体的多种用途			
2B	命名相似但不完全相同的动物	展示一张已认识动物的不同品种的图片时，学习者能命名该动物			
3A	灵活的逐字认读行为	呈现找词游戏时，学习者能从所有方位找到单词			

PEAK 的泛化模块针对的是一种非特异性刺激的反应类型。只有当学习者在出现新刺激时作出了正确的反应，即只有当呈现的新刺激与已经训练的刺激在物理上或者在功能上与先前学习过的正确反应相似，泛化才会被观察到。因此，仔细阅读评估说明非常重要，以确保您提供给学习者的任务实际上是有代表性的目标泛化技能。所提供的任务作

为评估的一部分，需要包括与先前训练过的刺激有适当相似性、能引起期待的反应，但也要足够新颖，以确保学习者在以前的直接训练中没有学习过。要做到这一点，最好是在每个评估项目中为学习者提供多个从直接训练中不可能得到的任务。例如，当测试"**1A－泛化动作模仿**"时，要避免模仿那些可能直接训练过的动作，如挥手、敲桌子、摸鼻子等。相反，你可以尝试像波浪一样移动手臂，或者像举重运动员一样弯曲肱二头肌。如果学习者已经掌握了这种形式的泛化模仿，那么无论呈现的动作有多不寻常都没有关系。

PEAK 评估的实施可以通过间接观察或直接观察来完成。

- **间接评估**学习者的技能可以通过熟悉学习者的人根据调查表的条目在学习者身上能观察到，则标记为"是"，而没有观察到的技能或不能连续观察到的技能则标记为"不是"，如果不确定则标记为"？"。如果某个技能被记为"？"，那么该技能则应该用直接评估的方式来确定。

- **直接评估**学习者的技能指的是系统地呈现 10 个回合为一组的测试，用来评估项目中所列的目标技能。也就是说，每个评估项目，需要呈现 10 个不同的问题（SD）并匹配相应的正确答案。请记住，泛化技能的直接评估对学习者来说，所使用的所有刺激都应该是新颖的，或者所使用的方式应该是新颖的。例如，学习者可能学习过搭积木，但他从未被要求"让积木睡觉吧"。如果学习者在这 10 个测试中的正确反应等于或多于 9 个（90%），那么该评估项目应该被标记为"是"。如果学习者并没有达到 90%的标准，则该项目应被标记为"不是"。直接评估是一种更可靠、更精准的评估学习者现有技能的方法。

在进行 PEAK 的泛化评估时，最重要的是避免学习者在之前直接强化中接触过的刺激。这些刺激包括常见的物品、熟悉的人和特有的环境。所有技能的评估都应该使用学习者之前不曾见过的物品、图片或人物来进行。此外，评估应在非常规范的强化模式下进行。这意味着指导者在每个评估测试后应避免提供表扬或反馈。这样做的原因是我们需要更准确地捕获学习者的泛化技能，而不是无意中提供直接教学。例如，在测试评估项目**"3A—灵活的逐字认读行为"**时，指导者应向学习者提供一个找词谜宫，来观察学习者是否能在一系列干扰刺激中正确地识别多个单词。如果学习者每找到一个单词指导者都给予学习者表扬和反馈，那么在此次任务过程中，学习者的正确反应很可能会增加。由于很多孩子在完成学习任务时都需要高频率的强化，我们建议指导者使用混合式测试或差别性强化（differential reinforcement，DRA）的方法。混合式测试的方法指的是在先前已掌握的技能测试之间穿插一个评估技能的测试，并仅为最后一个反应提供强化。例如，你可以让学习者敲桌子、摸头，然后呈现一个评估测试，然后再进行另一项简单的任务。这样做可以让指导者开发学习者的行为动力，对学习者参与对一系列反应进行强化而不是对单一反应的强化。如果要在评估中使用混合式测试，请记住需评估项目的测试回合不能是最后一个任务，否则你可能会不经意地强化该测试回合。第二种方法即 DRA 方法，指的是只有当学习者积极地参与任务（不管反应正确与否），做出了特定数量的反应或持续了一定时间时，才会提供强化。在这种情况下，指导者会告知学习者，只要他们回答了这么多的问题或持续了这么长时间的学习，他们就可以休息或得到一个强化物。这样，能否得到强化不是取决于学习者完成任务的准确性，而是取决于学习者的努力。

不管采用哪种方法实施评估，我们强烈建议由多个人与学习者一起完成评估，因为每个人的经验以及与学习者的关系不同，结果也可能有所不同。如果多个评估者对某个特定项目的评分不一致，那么该项目应使用直接评估的方法进行测试。

为了调整获得新技能的教学计划以及明确哪些技能需要重新学习，我们建议每 3~6 个月实施一次评估。

填充行为表现的三角矩阵模型

三角矩阵模型是一种用可视化的方式来展示评估结果的方法，PEAK 系统泛化模块所包含的 184 个项目中的技能都在三角形里依次排列。一般来说，越接近三角形底部的技能，其复杂程度越高，但设置这些课程内容顺序的主要目的是为了方便挑选出学习者需要获得的目标技能。

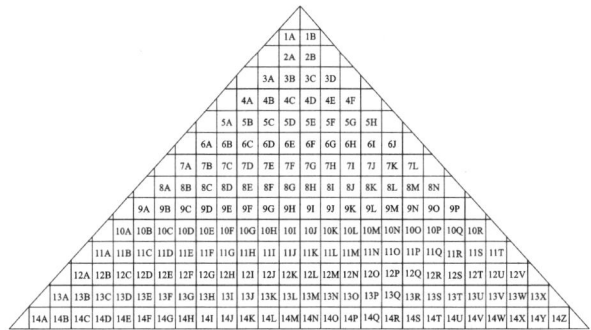

每完成一次评估后，在行为矩阵列表中使用评估者姓名右侧所列出的颜色，将学习者在评估中得到"是"的课程涂上该颜色。在每次重新评估时，使用不同的颜色，这可以让你直观地衡量每两次评估之间学习者获得技能的进展情况。

PEAK 关系训练系统：泛化模块的行为表现矩阵

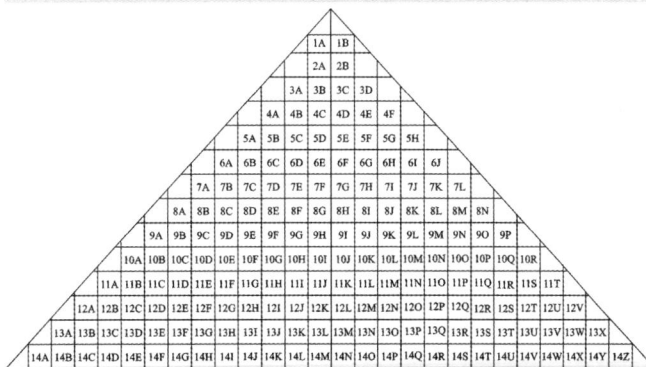

评估日期	评估者姓名	颜色
2013.1.23		
2013.6.23		
2013.12.23		

学生姓名：**A.W.**

指导者姓名：**Mrs.C** 　　地点：**西岸小学**

PEAK 课程的使用

PEAK 系统的优点之一是所有评估条目都直接对应一个课程项目。每一个相对应的课程项目都详细描述了教学目标、教学材料和教学步骤，以更好地促进学习者学会项目中特定的技能。此外，每个课程项目中都包含有追踪相关区辨刺激、反应以及项目进度的表格。

教学项目的选择

PEAK 让教学项目的选择变得容易。你只需要简单地从评估中找出没有通过的项目或是从三角矩阵中找出没有被涂色的项目，然后再从泛化课程中选出相应的教学项目。由于三角矩阵中技能的复杂程度随着三角形高度的降低而增加，我们建议选择那些在三角矩阵中彼此接近的目标技能，或根据项目的字母和数字顺序进行选择（例如先选 12A，再选 12B 或 12C）。

选择作为当前目标的项目数量，应取决于学习者的功能性水平以及有多少可用时间执行项目。对于一些需要频繁强化或掌握技能较少的早期学习者，则一次运行的教学项目不宜过多，我们一般建议不超过 5 个。另一方面，更高阶段的学习者也许能同时在多个项目上取得进步，对于这些学习者，我们一般建议可以同时进行 5～10 个教学项目。在决定项目的数量时，需要考虑的另一个因素是学习者的服从性或破坏性行为暴发的程度。如果学习者需要较大程度的行为管理，那也不宜同时执行较多的教学项目。

学习者项目档案管理的建议

实施 PEAK 项目一开始可能会让人难以应付，然而，有组织地管理项目能极大地加快指令传达的速度，减少进程监控的难度。

对每个学习者来说，我们建议创建一个三环活页夹，活页夹中包括学习者最新的行为表现矩阵模型、项目课程、数据表、图表和其他相关信息，如强化物清单等。我们可以用索引标签来分隔这些项目页面，这样可以确保指导者能快速找到项目材料。在教学项目中，把项目指导语放在左侧，数据收集表放在右侧，这样有效地管理项目页通常是有帮助的。同时对学习者已经掌握的刺激进行额外的标注，这样该学习者已掌握的技能和当前的教学目标就一目了然。

我们也建议你准备一个箱子或容器，将实施所选项目所需的刺激和强化物放在其中。在课堂中，寻找刺激花费的时间越少，发展和安排理想教学的时间就越多。

训练/测试策略

由于泛化是一种学习者对新刺激作出正确反应的学习类型，我们不能仅仅根据训练中成功地学习了一定数量的目标项目，来假定学习者已经掌握泛化反应的能力（即泛化能力必须通过观察测试中成功的反应来确定），因此，泛化模块采用了一种训练/测试策略。在这种策略中，对学习者进行泛化技能教学时使用一组特定的刺激，而在测试技能时则使用另一组不同的刺激。

训练刺激：当学习者在某一特定技能上表现出缺陷时，应选择适当的刺激，以提供当前运行的项目中需掌握的特定泛化和抽象类型的多个例子。例如，在项目"**13A—再创图画**"中，指导者会给学习者呈现多张图片，指示他们复制出这些图片。在这个项目中，所选择的特定图片并不重要，重要的是，每张图片实际上都必须有几个突出的特征，且每张图片都包含着不同的对象。另一方面，在"**2B—命名相似但不完全相同的动物**"中，我们需要很多代表相同的动物、但形式或材料有所不同的物品或图片（如玩具猫、三种不同猫的图片、卡通猫的图片）。虽然所选择的具体项目并不重要，但应留意确保所训练的刺激对学习者是有用的。

测试刺激：为了测试学习者泛化刺激线索和对新刺激做出反应的能力，我们应该指定测试刺激。测试刺激通常与训练刺激相似，也就是说它们都具有项目所指定的相关特性，然而，指导者对学习者在项目刺激中的错误反应或正确反应都不会给予反馈。例如，如果在项目"**13A—再创图画**"中呈现一张狗的图片作为训练刺激，指导者会强化学习者模仿画狗的正确反应，若学习者画得不像示例图片，指导者会辅助学习者做出正确的反应。而在测试回合中，我们呈现的是一张与训练回合中（狗的图片）不相同的图片，如一辆汽车，不管学习者的画与示例图片有多么相似，我们不会给予任何反馈。测试刺激中没有反馈的原因是为了确保学习者的反应完全受控于泛化技能，而不是来自于该刺激的直接训练。如果在上面的示例中，指导者在呈现一张新的汽车图片时，强化了学习者对汽车的复制，那么学习者以后对该特定汽车图片的反应可能受到的是直接强化的控制，而不是复制技能的泛化。因此，我们应始终清晰地注意到，将测试刺激与训练刺激区分开来，以免混淆。

用不同水平塑造有难度的技能：有时你可能会发现，学习者很难掌握训练刺激，或者即使掌握了训练刺激也无法对测试刺激做出准确的反应。在这些情况下，我们可能需要增加新的训练刺激，以便提供更多的示例，或者在重新引入过去的目标刺激之前，先引入简化的训练/测试刺激，以便为已掌握的刺激建立更广泛的基础。在 PEAK 系统中，这些调整被称为不同水平，因为它们通常涉及到刺激难度或数量的显著变化。每个项目中都有一个表格，用于记录调整(如果做了调整的话)的开始日期和终止日期。一个水平的具体内容由指导者自己决定，因为每个学习者可能都需要个性化的调整，以获得成功的教学效果。

泛化模块中的每个项目都提供了表格，用于记录训练刺激和测试刺激。尽管训练刺激和测试刺激并排排列，但我们并不一定要选择与训练刺激处于同一行的测试刺激。更重要的是，训练刺激和测试刺激所代表的刺激范围非常广泛，能提供许多相关抽象概念的示例，也能为学习者泛化的灵活性提供充足的学习机会。请记住，每个项目的最终目标都是为了促进学习者的行为能力，让他们在面对新情境时能做出已习得的反应；提供大量的训练刺激的示例应该是必要的，提供额外的测试刺激可能也是必要的，以此确保目标技能得到泛化。

用回合式操作教学（DTT）呈现训练刺激

PEAK 系统的泛化模块旨在使用训练刺激的指令来促进泛化，然后通过不给任何反馈地呈现测试刺激来评估泛化的出现。这意味着，在呈现训练刺激时，指令和反馈的质量必须高，否则学习者可能无法将学到的技能泛化到测试刺激中。因此，我们应使用回合式操作教学（DTT）来指导学习者对训练刺激做出反应。

DTT 的主要特点是将问题分解，且一次只呈现其中一个。这确保了每次呈现问题都能提供特定的反馈。例如，回合式操作教学一次只呈现一个数学题，然后立即强化正确答案或纠正错误答案，而不是在一次性完成 10 个数学题后再来纠正。这种方法的优点是尽量减少刺激呈现和强化正确反应之间的间隔时间，从而对每个回合给予清晰的反馈。当多个回合一个接一个地呈现时，这组回合就称为回合区块。

DTT 中的每个回合都使用相同的顺序呈现。这可以确保学习者理解刺激呈现和行为反馈之间的关系。DTT 的步骤包括动机的建立、刺激的呈现、正确反应强化、辅助以及出现错误反应后的重新呈现。请记住，只有在训练回合中才会给出强化或辅助。在测试回合中一定不要提供任何反馈，以保持刺激物作为"未经训练的"刺激物的作用。

建立动机：由于 DTT 教学的成功与否依赖于强化，因此在进行教学之前，建立学习者为得到强化物而努力学习的动机至关重要。这里有几种建立动机的方法，在某些情况下只需要问学习者，"你想要得到这个吗？"。但如果教授的是早期学习者，那么通常有必要首先给学习者提供强化物，观察他们是否想要得到它。如果学习者伸手抓取强化物或表现出持续的兴趣，那么你可以假设他们对该物品产生了动机，愿意为之努力。通过这样做，你也可以确定你是否吸引了学习者的注意力。

呈现区辨刺激：确定了个体愿意为强化物努力后，可以给学习者呈现问题和相关刺激。请确保问题和相关刺激都清晰明了，如确保桌面上只有相关的刺激物。同样重要的是区辨刺激只呈现一次。请不要一遍又一遍地重复区辨刺激，因为这样会使其与正确反应分离，导致越来越多的不服从行为。

在训练回合中提供辅助：辅助是 DTT 的序列中非常重要的一部分，因为只有在对特定问题进行正确反应后才提供强化。当区辨刺激或问题不能独立引发正确反应时，那么辅助是一个很好的选择。例如，当学习者不能独立对问题进行正确反应时，我们可以采用手把手的引导、口头提示或呈现一张相关图片，这可能会帮助学习者产生特定反应。因此，辅助旨在当刺激物呈现后人为地引发正确反应，以便提供强化。

由于不同的学习者可能需要不同的辅助，我们可以用辅助等级表来系统地增加或撤退辅助。当学习者对辅助的依赖程度降低时，辅助的介入性和完整性就会降低。例如，当教学习者做一个大运动模仿时，首先可能需要提供手把手的辅助。一旦学习者能在手把手的辅助下持续稳定地进行正确反应，你就可以从手把手辅助撤退到只是指一指学习者的手，等等。语言辅助可以参照最终的反应来逐步减少辅助的完整性。例如，"说，Elephant"，最初可能呈现最完整的辅助，随后依次减少词汇辅助("Eleph"，"Ele"，"El")。

学习者回答问题错误后，你给予辅助前应该再次提供区辨刺激或问题。这一点非常重要，因为学习者对区辨刺激做出正确反应的时间间隔越短，强化作用就越大。避免在辅助前提供任何额外的刺激或指令，即避免在出现错误反应时说出"不错的尝试"或"快接近正确答案了"的语言。

对训练回合给予强化：一旦得到正确反应，请立即给予表扬和强化。由于泛化模块还试图用泛化强化物来提高学习者的学习能力，在训练回合中应该始终给予社会性表扬或代币。因此这些泛化强化物应与初级强化物相配对，初级强化物通常足以维持泛化强化物的强化效果，但初级强化物的效果还是会逐渐变弱，以至于在一个回合区块的大多数回合中都不再需要初级强化物。由于大多数回合以十个为一组进行教学，指导者应努力尝试只在第 10 次回合后才给予初级强化物。

如果使用代币制来提供泛化的强化，请记住，在以下情况中代币制的效果最好：

- 仅为正确反应提供代币
- 仅可以用代币来交换备份强化物
- 兑换备份强化物的计划表是可预测的
- 获得备份强化物所需的代币数量是恒定的

解决滋扰性行为：滋扰性行为会极大地影响学习者获得技能，因为这些行为会干扰学习者和指导者当前的任务。DTT 教学风格设计的目的是通过提供明确的指令、频繁的辅助和高频率的强化来减少不良行为的发生。如果在 DTT 课堂中持续出现滋扰性行为，我们建议指导者向国际认证行为分析师（BCBA）咨询，或查阅行为分析资料，以减少教学环境中的滋扰性行为。

由于泛化模块的目标是扩展学习者对新刺激反应的能力，一些学习者在遇到陌生的或困难的问题时可能会表现出问题行为。此外，由于项目中的测试部分不会给学习者提供强化，当学习者没有得到反馈时，他们可能会感到沮丧。如果学习者在没有反馈的情况下确实表现出困难，可以考虑使用混合测试，即将本项目的测试问题与之前已掌握的但与现在的训练不相关的技能测试问题放在同一个回合区块中。也可以告诉学习者，只要他们完成了整个回合区块，他们就能得到一个强化物。

适应和调整：对于有沟通障碍的人来说，同时出现心理或身体障碍并不少见。由于这种障碍，学习者可能难以表达反应或与刺激物互动，我们为这些人提供了以下建议：

- 视觉障碍：PEAK 中的很多技能都涉及到与实物对象的互动，或涉及到识别视觉刺激的特定特征。如果学习者能看见，但难以辨别细节，指导者可以考虑选择具有夸张特征的、更大的刺激物。其他方面的调整可能是允许学习者有更多的时间仔细观察物品（即要求学习者在做出反应之前留出 15~30 秒的时间，而不是一般情况下的 3~5 秒）。在无法进行视觉辨别的情况下，我们应选择具有明显触觉或听觉特征的刺激。由于 PEAK 的很多评估条目或教学回合都是使用刺激组来呈现的，因此可能需要使用"继续/停下（GO/NO GO）"步骤。在"继续/停下"中，每次只呈现一个刺激，并要求学习者指出当前项目是正确的还是错误的。例如，如果要求学习者配对相同的物品，我们应该首先向学习者提供样本刺激，然后一次只提供一个选项。这样的结果是，当学习者收到相同的物品时他们就能指出来。另一个方案是，先要求学习者与刺激组中的所有物品进行互动，然后让学习者指出与样本刺激相同的物品是第一个、第二个还是第三个。

- 听觉障碍：PEAK 中涵盖的许多技能都涉及到听觉线索、问题或区辨刺激的使用。这些线索为学习者提供了重要的情境信息，因此我们应该采取调整措施，使有听觉缺陷的人有合适的机会使用调整后的线索。在某些情况下，我们可以使用手语或书面提示。例如，我们可以使用"配对"的手语，而不是说"找一样的"。此外，还可以借助口型或书面线索来吸引学习者的注意力。

- 身体缺陷：对于有运动障碍或精细运动障碍的学习者，需要调整的方面应包括提供替代性的方法来帮助学习者表达正确反应。例如，我们可以允许学习者简单地指一指配对的图片，来代替让他们拿起一张图片放在相同的图片上面。我们应特别注意学习者对身体动作指令的反应。例如，如果要求学习者展示如何挥手打招呼，对于有肢体障碍的学习者来说，任何接近于打招呼的反应都可以接受。指导者应该努力发现一种独立的接近于正确的反应，这种反应只在有合适的指令时才出现。

对于项目管理者来说，认真对待同时伴有其他残疾的学习者是非常重要的。应该对不适合学习者的评估条目或项目技能进行调整，通过学习者可以与之互动的媒介来评估或教授学习者合适的技能。如果学习者还是不能习得特定技能，那么我们应将该技能标记为"不适用(N/A)"，并确定一项新的目标技能。

PEAK：泛化模块回合训练流程图

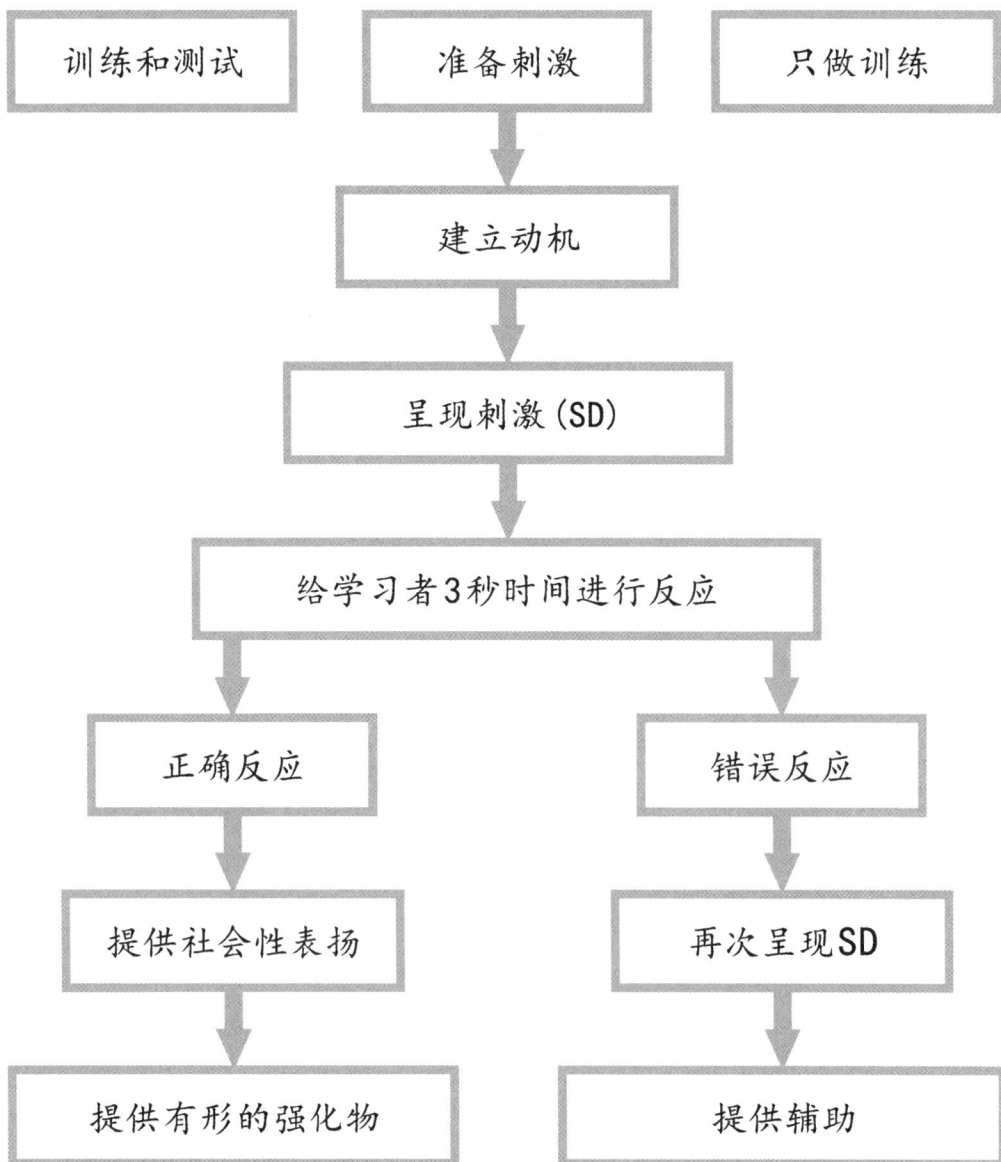

训练和测试	准备刺激	只做训练

建立动机

呈现刺激（SD）

给学习者3秒时间进行反应

正确反应　　　　　　　错误反应

提供社会性表扬　　　　再次呈现SD

提供有形的强化物　　　提供辅助

数据表和记录

收集和分析行为数据是任何优秀教学项目的基本组成部分。PEAK 系统提供了包括以 10 次教学回合为一组的数据表。这些回合表格用于确定和记录刺激呈现的顺序以及每个回合的反应得分。

我们建议呈现**混合回合区块**，包括训练刺激和测试刺激。在同一教学区块中结合训练回合和测试回合可以增加学习者成功习得泛化反应的可能性。这是因为对训练回合的强化接近于测试回合，这给学习者提供了行为动力；或者说这是因为之前对简单反应的强化，增加了学习者尝试对困难反应做出反应的可能性（注意：所有训练回合都以辅助和强化结束）。第二个原因是成功完成训练回合与呈现未经训练的测试刺激之间的时间间隔很接近，这有助于辅助学习者以类似的方式对待测试刺激。

回合序号	刺激编号	反应得分				
1		0	2	4	8	10
2		0	2	4	8	10
3		0	2	4	8	10
4		0	2	4	8	10
5		0	2	4	8	10
6		0	2	4	8	10
7		0	2	4	8	10
8		0	2	4	8	10
9		0	2	4	8	10
10		0	2	4	8	10

反应总分：_____ / 100

开始一个回合区块之前，在训练刺激组和测试刺激组中各选 5 个刺激，它们之间随机配对。保证每次刺激呈现顺序的随机性很重要，因为这会减少死记硬背的可能性。由于每个项目中刺激表的编号 1–15 表示训练刺激，16–30 表示测试刺激，这样容易记住哪些回合可以提供反馈。我们推荐一种有助于指导者提醒自己哪些回合需要辅助而哪些不需要辅助的方法，即在形成回合区块时去掉所有测试回合中 2、4 和 8 的评分选项。

训练和测试回合的数据记录所使用的反应评分系统与 PEAK 关系训练系统中直接训练模块所使用的评分系统相同。在这种评分系统中，训练回合中的表现取决于引起正确反应所需要的辅助和调整的次数。例如，如果学习者在做出正确反应之前需要两次辅助，那么指导者会给该回合计 4 分。通过这种评分方式，PEAK 体系能让指导者

> **反应计分：**
> - 0＝在多次辅助尝试后没有反应
> - 2＝多次辅助或减少刺激组合后，最终做出反应
> - 4＝最多两次辅助后，能在完整的刺激组合下做出反应
> - 8＝仅一次口头或视觉的辅助
> - 10＝在没有辅助的情况下，做出独立准确的反应

探测出独立反应和辅助依赖性之间的细微变化。反过来说，这也使得指导者能够调整教学项目，从而区别性地强化持续接近并趋向于独立的反应。例如，指导者可能会对得分为 8 或 10 分的行为提供更大程度的强化，对得分为 2 或 4 分的行为则减少强化。这种区别性强化行为的过程有助于强调学习者的目标反应，能大大提高教学的有效性。

由于测试回合旨在评估学习者泛化每个目标技能的能力，所以在测试回合中不应该提供强化和辅助。因此，测试回合的得分应只有两种情况：独立的正确反应得 10 分，而错误反应得 0 分。在开始测试回合区块之前，我们建议您把数据表上的 2、4、8 分划掉。

随着每个学习者对训练刺激的反应变得越来越准确和独立，他/她对测试回合的反应也应产生如此变化。事实上，对于一个难以通过各种测试刺激的学习者来说，突然掌握了所有的测试和训练刺激并不罕见。这是因为泛化不是对特定刺激的特定反应，泛化本身就是一种技能。

回合序号	刺激编号	反应得分
1	1	0 ② 4 8 10
2	2	⓪ 2 4 8 10
3	3	⓪ 2 4 8 10
4	4	0 2 ④ 8 10
5	5	⓪ 2 4 8 10
6	6	0 ② 4 8 10
7	7	⓪ 2 4 8 10
8	8	⓪ 2 4 8 10
9	9	0 2 ④ 8 10
10	10	⓪ 2 4 8 10

反应总分： __12__ / 100

每个表的下面都有空格，用来记录反应的总分。将整个表格的反应得分加起来，这个分数可以用来总结学生的行为表现，并确定学习者何时掌握了该项目中的目标技能。

回合序号	刺激编号	反应得分
1	10	(0) 2 4 8 10
2	4	0 2 (4) 8 10
3	8	0 2 (4) 8 10
4	6	(0) ~~2 4 8~~ 10
5	9	0 2 4 (8) 10
6	5	(0) 2 4 8 10
7	3	(0) 2 4 8 10
8	7	0 ~~2 4 8~~ (10)
9	2	0 2 4 (8) 10
10	1	0 2 4 (8) 10

反应总分：___42___/100

回合序号	刺激编号	反应得分
1	3	(0) ~~2 4 8~~ 10
2	5	0 2 4 (8) 10
3	4	0 2 4 (10)
4	1	(0) 2 4 8 10
5	6	0 2 4 8 (10)
6	2	0 2 4 8 (10)
7	9	0 ~~2 4 8~~ (10)
8	10	0 2 4 (8) 10
9	3	0 ~~2 4 8~~ (10)
10	7	0 ~~2 4 8~~ (10)

反应总分：___76___/100

进程监控

每个学习者通过 PEAK 系统所取得的进步格外地依赖于个体的功能性水平、学习环境和相关刺激。因此，我们鼓励指导者们研发并实施一些策略，来确定最适合学习者及其学习环境的掌握标准和数据分析方式。

确定刺激和项目掌握标准

泛化模块的目的是为了促进灵活的反应，这些反应能正确地应用于与学习环境中所使用的刺激相似的新刺激或新情境中。因此，只有当学习者能够独立地对新刺激（与训练中使用的刺激具有相似性或相关联）的多种不同示例做出正确反应时，我们才能认定学习者掌握了某个项目。由于上述原因，我们很难确定项目是否被掌握，因为掌握应该基于泛化的存在，而不是达到特定数量的测试刺激。例如，学习者可能能够对指导者提供的全部10 个测试刺激做出正确反应，却难以对新出现的刺激做出正确反应。此外，学习者可能只有在回合区块中同时呈现类似的训练刺激时才能对测试刺激做出适当的反应。因此，我们建议指导者根据以下概念来确定项目的掌握标准。

- 由于训练和测试刺激都针对相同的技能，学习者应该能够对训练和测试技能做出正确反应，且在一个以上回合区块中准确率达到 90% 以上。
- 学习者应该能够准确地对测试回合做出反应，而不需要相同的看护人在场或处于相同的环境背景中。
- 一些泛化操作，如模仿、匹配或阅读整个单词，并非专属于某些特定的反应。因此，只有当学习者能够正确地对新刺激做出反应时，才能被认为是泛化的。对于这类项目，掌握标准还应包括使用不同于测试刺激的新刺激。

调整项目以促进学习

PEAK 系统设计为可修改的，当学习者难以取得足够的进步时，我们可以进行调整。为了做出适当的调整，指导者应该首先确定学习者是否在训练回合或测试回合上有困难。

调整训练回合：由于训练回合本质上是"直接教授"技能，旨在强调需要泛化的方面。因此，调整的重点应该是将学习者的注意力集中于区辨刺激，增强辅助的有效性来产生预期反应，以及给与更有效的强化物。当你的学习者在训练回合中有困难时，你可以考虑做出以下调整。

- 降低正在使用的刺激的复杂程度或刺激组数：例如，如果项目要求学习者将一张图片与 5 个刺激一组中的 1 个进行配对，我们可以考虑将 5 个一组的刺激减少到 3 个一组；但是，请记住，调整刺激组时请参照反应评分系统，因为减少刺激组中的刺激数目后学习者的得分只能是 0 分或 2 分。

- 评估你的强化策略：经常强化，而且记住，将泛化强化物和初级强化物进行配对时，如果学习者没有表现对你的泛化强化物的兴趣，那么应考虑增加配对的频率。确保尽可能迅速地给与强化物，且只在正确反应后才给与。如果这些建议都没有效果的话，可以考虑进行偏好物评估；如果学习者对你的强化物不感兴趣，他（她）就不会对你的教学感兴趣。

- 确保你的辅助步骤能够让学习者做出目标反应：如果你从不帮助你的学习者做出正确反应，那你就永远没有机会强化正确反应。有时这可能意味着你需要使用手把手辅助。如果你的学习者很难做出正确反应，可以考虑强化近似的反应。当学习者在做出近似反应方面变得更好了，那么就只强化那些更接近预期的反应。通过这样做，你可以塑造出那些对于单独辅助来说太难的反应。

- 考虑减少每个回合区块中所包含的刺激数量：尝试只呈现 2 或 3 个刺激，而不是 5 个不同的刺激。如果你的学习者仍然有困难，你可以使用"聚集回合"，即在一个回合区块的 10 个回合中，每一个回合都呈现相同的刺激。

调整测试回合：如果学习者不能对测试回合做出正确反应，这表明学习者通过直接教授的训练刺激缺乏泛化。这可能是因为测试刺激与训练刺激的相似性太低，或是因为你没有提供足够的示例来帮助学习者确定需要提取的关键特征。因此，测试回合调整的重点应该是提高多示例教学模式的有效性。你可以考虑对以下方面进行调整：

- 引入更多的训练刺激，以增加示例的数量。
- 评估训练刺激是否提供了关于特定技能足够多的不同示例来进行泛化。例如，为了促进大运动(坐立、行走、跳跃等)模仿的泛化，训练刺激应该不仅仅只包括一些用手完成的动作。如果只对手部动作进行了模仿，学习者可能无法认识到动作的所有方面都是相关的，而只关注手部动作。
- 引入新的测试刺激，是为了确认学习者对当前测试刺激的错误反应，不是意外或偶然强化错误反应的结果。
- 如果学习者对所有的测试回合都没有反应，那么学习者的反应可能是由于强化物的缺乏已经消失或减少。在这种情况下，你可以尝试在混合回合区块中提高训练回合对测试回合的比率。这将增加强化的整体频率，创造更大的行为动力。

有时，你可能会发现有必要暂时搁置一个项目，转向其他项目。在项目搁置的情况下，你应该在每次项目更新时重新评估被搁置的项目，以确定是否需要重新引入。

数据分析

对学习者的进度进行分析是优秀教学的一个重要组成部分。如果学习者取得了明显的进步，你可以像平常一样继续教学，或进行新项目学习。如果学习者没有取得进步，那么就需要做出一些调整。在我们决定何时增加、移除刺激或调整项目时需要仔细考虑，而能帮你做出这些决策的最好工具就是可视化呈现学习者的得分，因为它能便于观察学习者当前的技能水平。

PEAK 泛化模块的训练/测试策略结合了教学示例的呈现和每个回合区块中的评估测试。因此，每个回合区块的总分代表了学习者学习新技能，并将这些技能泛化到未经训练的刺激上的现有能力。核对回合区块的分数时，请记住，测试回合既不提供辅助也不进行强化，因此，学习者的得分只有两种情况：正确反应计 10 分，错误反应计 0 分。由于学习者在没有掌握直接教授的训练刺激的情况下就能对测试回合做出正确反应的可能性很低，因此低于 50 分时，通常表明学习者在现有辅助方式、刺激的复杂性、或强化物偏好度上很吃力。50 分以上通常表示学习者已经有了某种程度的泛化。

创建表格或曲线图十分有助于确定学习者数据变化的趋势。

月总结	8月	9月	10月	11月	12月	1月	2月	3月	4月
1A 泛化动作模仿	60	74	76	83	88	100			
测试刺激数目/回合区块	2	3	4	4	5	5			
1B 数学：按组分类和计数	30	33	46	70	78	85	90	100	
测试刺激数目/回合区块	2	2	2	2	3	4	4	5	
2A 按功能对话替换			20	40	56	74	76	90	100
测试刺激数目/回合区块			2	3	3	4	4	4	5

为此，可以使用电子表格程序来创建表格，如 Excel 或 Numbers，表格的第一列是项目名称，后续列是相应的教学日期。接下来，在第一列的每一行中列出需要实施的项目。在对应的日期中填写该项目所取得的分数。如果你正在使用的时间段（每天、每周、每月）包含多轮教学，有几个可供选择的策略来进行分数总结。例如，当查看几天的分数时，可以只查看当天的第一次得分（通常被称为冷测试），这样做常常是有帮助的，因为它是最保守地估计学习者对刺激反应能力的指标。当查看周数据或月数据时，通常来说计算这些时间段内获得的平均分会更有益。

泛化模块-每个回合区块的测试刺激数目

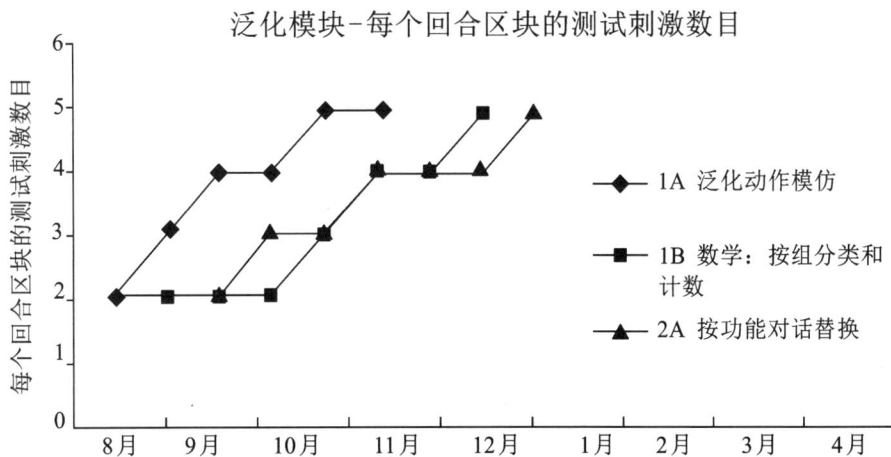

当你创建了一个合适的数据表之后，就可以用曲线图来直观地查看数据。按照时间顺序来查看数据时，就很容易确定数据的趋势了。当分数呈上升趋势时，可以推断学习者对示例的掌握和泛化取得了进步。当分数趋于下降或保持平稳时，指导者应该考虑调整辅助策略、重新进行强化物评估或减少回合区块中测试回合的数量。学习者出现滋扰性行为时也可能会导致分数趋于下降或停滞不前，此时滋扰性行为就需要得到解决。

由于有些学习者可能需要更多的示例来学习，你可能会发现有必要调整项目，即增加每个回合区块中的训练回合和减少测试回合的数量。如果你做了这样的调整，标记出每个回合区块中包含的测试回合的数量是很重要的。因此，我们建议在每个项目下面插入一个附加行，行标签为"每个回合区块的测试刺激数目"。如果要查看多个回合区块的得分，如一个月的平均得分，我们建议记录该时期每个区块中掌握的测试回合的最大值。当我们查看 PEAK 得分时，每个区块中测试回合数量的上升趋势可以被视为学习者对训练示例依赖减少的迹象。

无论你选择如何分析学习者的数据，重要的是要记住，数据只有在不断更新和定期考量时才有用。

项目的更新

实时的进度评估应该经常进行，以便确定学习者何时准备好进入新项目的教学或何时需要对课程进行调整。项目的调整能通过以下几种方式进行：

- **持续评估**：通常在学习环境中，实施教学的人同时也是项目的管理者或负责学习项目更新的人。当开展连续性的评估时，如果学习者达到了掌握标准，那么新项目就会取代旧项目。这时，行为表现的矩阵模型就应该被完善，以指出项目的完成情况。

- **定期评估**：这类评估通常在专家或专家顾问负责学习者的项目管理时，或在专业人员的助手负责管理课程时使用。在定期评估中，项目管理者会定期地观察课程，并确定当前的目标是否需要调整。在这些定期的时间内，也完成行为表现的矩阵模型。

无论用哪种方法，我们都应该根据数据来决定项目的变更。用 PEAK 评估来测试当前项目是否被掌握。如果学习者在当前的项目评估中得到了"是"，则继续对下一个项目进行评估，直到学习者不能再得到"是"。这时可以用新选定的项目来取代之前的项目。

我们可以通过简化项目来解决学习者缺乏进步的问题。这可能涉及到选择简单一点的刺激或减少一组刺激的数量，直到学习者开始取得进步。检查数据，观察是否有某个刺激导致了项目的总体得分很低。如果特定项目的分数经过几节课的教学都没有得到提高，即学习者经过数个小时的指导而没有得到提高，那么请考虑修改辅助步骤或再次评估你的强化物。如果反应得分在教学中降低了，即学习者最开始得分很高，而随着时间的推移分数变低了，那么请考虑在项目的教学回合中穿插一些已掌握技能的教学，或减少课程的总时长。有时候，为了复习过去已掌握的项目，或帮助学习者掌握相关技能，我们可能需要暂停项目。

教育的整体概念是基于这样一个理念：你能在课堂上学习很多技能；这些技能在通常情况下需要你自己花很多年，通过尝试和犯错的直接后效，才能学会。然而，如果你不能把课堂上学到的知识应用到在自然环境中发现的刺激中，那么再多的课堂教育也不会对你有任何好处。PEAK 的泛化模块希望能通过提供一种评估儿童目前泛化能力缺陷的方法，以及提供一种补救能力缺陷的方案，来加强泛化这一至关重要的技能，从而促进学习者在自然环境中取得更多的成功。

Mark R. Dixon，Jacob Daar 和 Seth Whiting

2014 年 5 月 11 日

Carbondale，IL

PEAK 关系训练系统：
泛化模块行为表现的矩阵模型

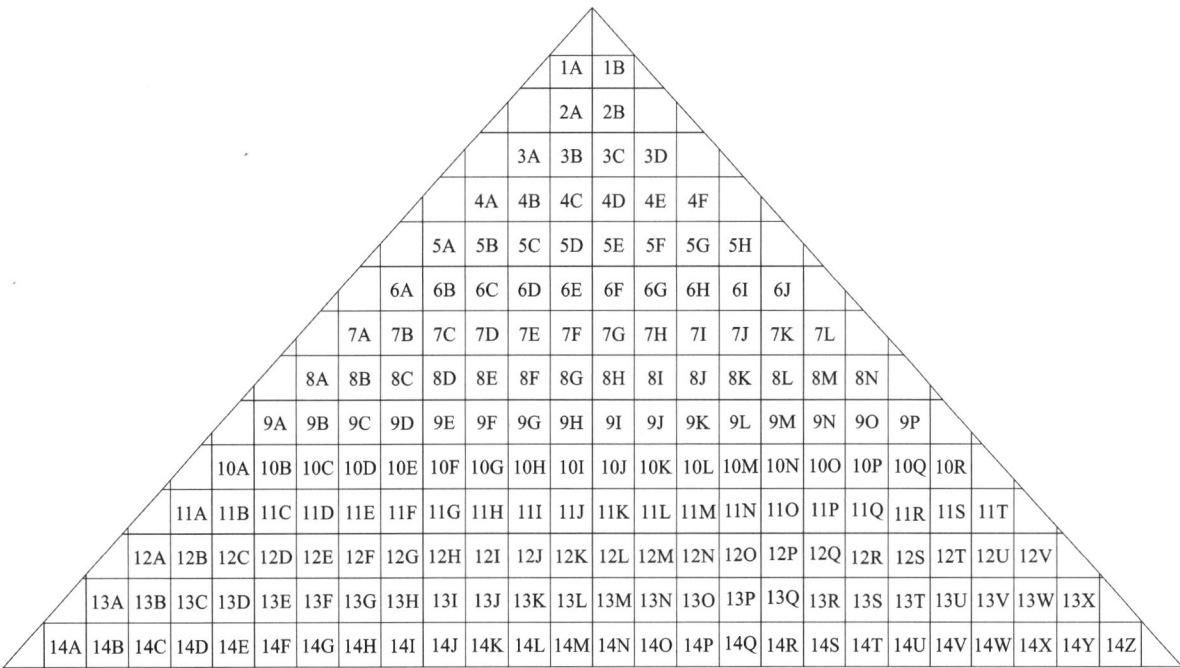

| | 1A | 1B | | | | | | | | | | | | | | | | | | | | | | | |

Row 1: 1A 1B

Row 2: 2A 2B

Row 3: 3A 3B 3C 3D

Row 4: 4A 4B 4C 4D 4E 4F

Row 5: 5A 5B 5C 5D 5E 5F 5G 5H

Row 6: 6A 6B 6C 6D 6E 6F 6G 6H 6I 6J

Row 7: 7A 7B 7C 7D 7E 7F 7G 7H 7I 7J 7K 7L

Row 8: 8A 8B 8C 8D 8E 8F 8G 8H 8I 8J 8K 8L 8M 8N

Row 9: 9A 9B 9C 9D 9E 9F 9G 9H 9I 9J 9K 9L 9M 9N 9O 9P

Row 10: 10A 10B 10C 10D 10E 10F 10G 10H 10I 10J 10K 10L 10M 10N 10O 10P 10Q 10R

Row 11: 11A 11B 11C 11D 11E 11F 11G 11H 11I 11J 11K 11L 11M 11N 11O 11P 11Q 11R 11S 11T

Row 12: 12A 12B 12C 12D 12E 12F 12G 12H 12I 12J 12K 12L 12M 12N 12O 12P 12Q 12R 12S 12T 12U 12V

Row 13: 13A 13B 13C 13D 13E 13F 13G 13H 13I 13J 13K 13L 13M 13N 13O 13P 13Q 13R 13S 13T 13U 13V 13W 13X

Row 14: 14A 14B 14C 14D 14E 14F 14G 14H 14I 14J 14K 14L 14M 14N 14O 14P 14Q 14R 14S 14T 14U 14V 14W 14X 14Y 14Z

评估日期	评估者姓名	颜色
		黄色
		蓝色
		红色
		绿色

学习者姓名：＿＿＿＿＿＿＿＿＿＿＿＿＿＿＿＿＿＿＿＿＿＿＿＿＿＿＿＿＿

地点：＿＿＿＿＿＿＿＿＿＿＿＿＿＿＿＿＿　　指导者姓名：＿＿＿＿＿＿＿＿＿＿＿

PEAK 评估项目：泛化项目

每一项选一个：Y＝是　N＝不是　？＝不知道

#	名称	描述	Y	N	?
1A	泛化动作模仿	展示任何示例动作时，学习者都能模仿这个动作			
1B	数学：按组分类和计数	当有指示将物品分成不同数量的组时，学习者能相应地计算出每组物品个数			
2A	按功能对话替换	问学习者关于某个物体的用途时，学习者能识别该物体的多种用途			
2B	命名相似但不完全相同的动物	展示一张已认识动物但不同品种的图片时，学习者能命名该动物			
3A	灵活的逐字读行为	呈现找词游戏时，学习者能从所有方位找到单词			
3B	创造力：控制路线	呈现网格时，学习者能演示从一个点到另一个点的相同或不同的路线			
3C	猜物游戏：容忍失败	给学习者一个物体的 3 条线索时，学习者能猜出这个物体，如果猜不出来也能恰当地反应			
3D	指认颜色的深浅	呈现已认识颜色的相似深浅色时，学习者能从一组中选择最相似的颜色			
4A	计数分组的物品	提供同一类别的一组物品时，学习者能对这些物品计数			
4B	指认相似但不完全相同的服装	给与一组服装图片，学习者能识别已认识服装的新表现形式			
4C	排除：特征	在一组图片中，学习者能选出不具有同一个特征的图片			
4D	称重	学习者能收集并使用秤称出特定重量的材料			

续表

#	名称	描述	Y	N	?
4E	匹配数字和字母	呈现一组字母和数字时，不管字体或大小如何，学习者都能将它们匹配			
4F	问"什么"	学习者能使用句子"什么?"或类似的短语来要求再听一次陈述			
5A	精细动作：打开或关闭物品	呈现一个物品如何打开或关闭，学习者可以打开或关闭它			
5B	命名：不同颜色	在图片中展示一种颜色，学习者能识别该颜色，不管颜色的深浅或色调			
5C	按食谱测量	呈现一个厨房任务时，学习者能恰当地使用测量工具			
5D	命名：附带反应	呈现一个演示某种动作的人，这个动作与其感觉相关，学习者能给这种感觉命名			
5E	声音–音调仿说	提供一个声音或者乐器的示例音调时，学习者能模仿出大致相同的音调			
5F	扩展提要求的操作	提要求时，学习者能使用各种合适的措辞			
5G	泛化模式	呈现一个包含3个或更多材料组成的模式时，学习者能按指导者要求的材料顺序摆放模式来完成			
5H	识别讽刺	呈现一个陈述和一个动作，学习者能辨别出这个是真诚的还是讽刺的			
6A	命名：相似但不完全相同的人	呈现一个熟悉的人的新照片，学习者可以说出这个人的名字			
6B	命名/提要求的交互性操作	学会命名一个物品后，学习者能使用该名称来提要求			
6C	用实物进行假想游戏	给一个物体后，学习者能演示假想游戏			
6D	概括：数的概念	观察一组包含有许多正确的和不正确的示例之后，学习者能命名常见的数的概念			
6E	指认形状	展示一张包含多个组成部分的图片，学习者能指认图片中的简单形状			

续表

#	名称	描述	Y	N	?
6F	命名：感官的感受	展示一张关于感觉的图片，学习者能给这种感觉命名			
6G	开启视角概念	把一个物品放在障碍物后面，学习者能以视角为基础来识别谁可以看到它			
6H	估量物品	提供一个参照物，学习者能使用该物体作为参考来估量尺寸			
6I	用修饰词提要求	学习者能使用恰当的修饰词来确定他/她想做的动作			
6J	识别不恰当的命名	在听到一个有错误词语的句子后，学习者能识别并纠正错误			
7A	命名：各种场景中的植物	呈现图片上或自然环境中的一种特定植物，学习者能给这种植物命名			
7B	花钱	给与一个包含价格的清单时，学习者能在不超出预算的情况下购买最多 3 种物品			
7C	无实物假想游戏	下指令让假装成另一个人或物体时，学习者能进行假想游戏。			
7D	识别谎言	听了一个包含谎言的故事或看了一段包含谎言的视频后，学习者能识别谎言			
7E	概括：猜谜游戏	学习者从一堆卡片中抽出一张后，能说出卡片的类别，然后表演出来			
7F	与同伴轮流玩	当询问时，学习者能在游戏中让出一个物品或一个机会给同伴			
7G	将物品与图片匹配	呈现一组图片，学习者能将一个不完全相同的物品与其中一张图片进行匹配			
7H	解决问题：填充容器	当提供一定数量的物体装入到一个容器里时，学习者能对它们进行整理，使容器摆放得下所有物品			
7I	模仿同伴的仿说游戏	看到同伴使用物品做某个动作之后，学习者能模仿同伴的这个动作			
7J	概括特征	观察一组正确的示例和不正确的示例之后，学习者能对共同特征命名			

续表

#	名称	描述	Y	N	?
7K	听众可信度	当呈现一个场景时，学习者能根据某人说的话，来决定某件事是否可能			
7L	声音仿说：语速和音量	以特定的语速或音量呈现一个单词，学习者能以同样的语速或音量进行模仿			
8A	修正动作：纠正他人	在看到指导者或同伴错误地使用一个物品后，学习者能演示正确使用该物品的方法			
8B	命名：用副词描述动作	看到别人完成一个任务后，学习者在描述这个动作时能使用副词			
8C	隐喻性的命名扩展	展示一幅新的图片，学习者能用明喻或暗喻来描述它			
8D	灵活的转录	正在写单词时，如果用新的指令打断学习者，学习者能按照指令在原来的基础上完成单词的书写并读出来			
8E	创造性：跳舞	播放音乐时，学习者能用各种动作跳舞			
8F	画虚构的动物	给与两种或两种以上的动物描述，学习者能画出一个独特的具有组合特征的动物			
8G	数学拼图：高阶模式	呈现一组有规律的数字，学习者能填入缺失的数字			
8H	命名：方向	呈现一个罗盘玫瑰，学习者能从中心位置确定物品摆放的方向			
8I	数学和时间	读完时钟中的时间后，学习者能计算出从现在到另一个目标时间必须经过多少时间			
8J	我做错了什么？	演示一个不正确的行为，学习者能识别出不正确的动作			
8K	通过字母的发音进行指认	呈现一组图片，学习者能识别与特定字母相对应的图片			
8L	概括：故事类型	在听完一个短篇故事后，学习者能通过概括特质来命名这个故事的文学类型			
8M	问"谁"	学习者能使用"谁?"的问题来获取关于人的信息			
8N	单词中的字母发音	呈现一个单词，学习者能读出该单词中特定的字母或音节			

续表

#	名称	描述	Y	N	?
9A	用形容词命名	描述一个物体或人的时候，学习者能使用形容词来表达意思			
9B	概念：社会工作者	呈现一组图片，学习者能用关键特征来识别特定的社会工作者			
9C	高阶大运动技能：篮球	告知学习者要从不同的距离和角度把球扔进篮框或篮子时，学习者能成功地做到这个动作			
9D	解决问题：井字棋	玩井字棋时，学习者能使用对策来获胜			
9E	对面部表情的反应	呈现一个面部表情时，学习者能对相应的情绪做出恰当的反应			
9F	概括复杂模式	呈现相似物品的排列模式，学习者能确定相关的特征来延续这种模式			
9G	按功能识别房间	展示一组房间的图片，学习者能根据它们的用途来识别房间			
9H	仿说：节奏	提供鼓和鼓槌时，学习者能模仿特定的节奏			
9I	识别感官的感受	展示一组感觉的图片，学习者能识别出目标感觉			
9J	估计量	当指导者给出一个估计量时，学习者能给出一个相对的估计量			
9K	流畅度：命名名词和动词的组合	呈现一些动作的图片，学习者能快速准确地给这些动作贴上标签			
9L	概括：猜猜是谁	呈现一组人物的图片，学习者能通过问关于特征的问题来确定目标人物			
9M	平衡质量	提供一个天平秤，学习者能使用它来匹配不同物品的重量			
9N	转喻的延伸	当两个词可以互换用于特定的刺激时，学习者能对这两个词都做出反应			
9O	流畅度：遵循指导	提供多个可搭建的积木，学习者能快速准确地搭建形状			

续表

#	名称	描述	Y	N	?
9P	流畅度：创造力	用积木搭建一个结构后，学习者能快速准确地搭建一个新的结构			
10A	泛化加法	呈现 100 以内的任何加法题目，学习者能解出等式			
10B	不同测量度	给与一张地图和一个比例尺，学习者能估算出地点之间的距离			
10C	延迟命名图片	显示几张图片一段时间，然后再隐藏一段时间之后，学习者能命名这个图片			
10D	转录：连线画图	给与两个或更多点和一条指令时，学习者能用直线连接它们			
10E	逐字读：二合字母	读包含二合字母的单词，学习者能正确地读单词			
10F	计划/连锁的中断	开始一个任务后，被打断，去完成另一个任务，之后学习者能完成原来的任务			
10G	用不同工具转录	告诉写一个单词时，学习者能使用多种工具来写			
10H	解决问题：形状组合	给与一组形状，学习者能组合这些形状以形成新的形状			
10I	基本标点符号	给一个句子，学习者能在句末加上适当的标点符号			
10J	连锁"什么"的问题	学习者能使用恰当的"什么"问题来澄清模棱两可的情况			
10K	概括：功能性质	给与不合适的工具去完成某项任务，学习者能使用更合适的工具去完成这项任务			
10L	等待	给学习者呈现他们偏好的物品并要求其等待，学习者能标记这个物品并等着接收			
10M	打乱的单词	呈现打乱的字母时，学习者能整理出一个单词			
10N	对话：听众主导	呈现一个情景，学习者能表达自己应该分享的信息			
10O	命名/逐字读的交互性操作	在阅读一个物品的描述后，呈现图片时学习者能命名该物品			
10P	一步模式	给与一步模式的物品（ABAB），学习者能给出下一个物品			

续表

#	名称	描述	Y	N	?
10Q	按功能概括	观察一组正确的示例和不正确的的示例之后，学习者能说出共同的功能			
10R	积木放置：大小	给与不同大小的积木，学习者能根据大小按特定的顺序放置积木			
11A	指认相似但不完全相同的身体部位	呈现一组身体部位的图片，学习者能识别出已认识身体部位的新表现形式			
11B	延迟图像序列	在展示一个图片的序列之后，学习者能按照图片出现的顺序摆放图片			
11C	抄录笔记	呈现一个段落或故事，学习者能用不同的词写一个缩减的版本			
11D	指认相似但不完全相同的食物	给与一组食物图片，学习者能识别已认识食物的新表现形式			
11E	分类概括	观察一组正确的示例和不正确的示例之后，学习者能说出共同的类别			
11F	音节拍手	在听到一个单词后，学习者能数出单词的音节数			
11G	流畅度：指认颜色	给定一组彩色形状序列，学习者可以快速准确地识别出形状上的目标颜色			
11H	辨别文本的来源	呈现一组资料，学习者能用适当的材料来找到问题的答案			
11I	通过活动指认季节	给与一组活动图片和季节名称时，学习者能识别属于该季节的活动			
11J	流畅度：计数	给与很多物体，学习者可以快速准确地计数			
11K	跨新奇刺激的移情	在看到一个角色表现出一种情绪后，学习者能选择一张代表这种情绪的图片			
11L	按序列连接点	给与最多15个数字或字母可连接的点的页面，学习者能按顺序连接点			
11M	命名过去的动作	在完成一系列任务后，学习者能回忆完成了哪些任务			

续表

#	名称	描述	Y	N	?
11N	对话：填写押韵行	呈现一首新的押韵的诗，学习者能填写单词完成押韵			
11O	命名新的人物的情绪	展示一张表现某种情绪的人物图片时，学习者能命名这种情绪			
11P	仿说：基础输入	当呈现一组已输入的字母时，学习者能重新输入相同的字母			
11Q	使用技术设备	呈现各种技术设备，学习者能使用这些设备的基本功能			
11R	命名正在进行的动作	看到另一个人执行任务时，学习者能识别正在进行的动作			
11S	问"在哪里"	学习者能使用"在哪里?"的问题来获取关于位置的信息			
11T	指认相似但不完全相同的动物	给与一组动物图片，学习者能识别已认识动物的新表现形式			
12A	按照清单购物	呈现一份购物清单，学习者能在一家假扮的商店中找到这些物品			
12B	对话：解决冲突	提出一个关于冲突的假想情境，学习者能描述如何解决这个情境			
12C	指认美术品的材料	展示一件美术品，学习者能识别制作它所用的材料			
12D	解决问题：高尔夫	给与一个高尔夫球棒和一个球，学习者能用策略模式推球入洞			
12E	要求关注	当指导者不关注学习者时(例如，在给予完成任务的指令之后)，学习者能恰当地要求关注			
12F	对话：闲聊	当与学习者开始对话时，他/她能进行闲聊			
12G	自动附加：确定/不确定	呈现一种确定的或不确定的场景时，学习者能使用不同的词或语气来表示他们的确定性			
12H	询问"什么时候"	学习者能使用"什么时候?"的问题来获取关于时间或先后顺序的信息			
12I	转录：过去和未来的事件	当被要求根据过去或未来的生活事件画一幅画时，学习者会照做			

续表

#	名称	描述	Y	N	?
12J	通过活动命名季节	展示一张活动的图片，学习者能说出活动发生的季节			
12K	流畅度：高阶扫视	呈现一大组不同的物品时，学习者能快速准确地识别出这些物品的特定视觉特征			
12L	延迟指认图片	呈现几张图片，经过一段时间的延迟，学习者能识别之前看到的图片			
12M	用尺测量	呈现一条线和一把尺子，学习者能测量这条线			
12N	押韵模式多样的诗歌	学习者能用不同的押韵模式写押韵行			
12O	根据功能/类别进行主格命名	呈现一个物体，学习者能根据它所属的类别或它所具有的功能命名该物品			
12P	排除：类别	在一组图片中，学习者能选出不同类别的一张图片			
12Q	文字：拼图	呈现可以组合成单词或短语的图片卡，学习者能陈述拼图的意思			
12R	解决问题：完成迷宫	给一个迷宫游戏，学习者能找到出口			
12S	排除：功能	在一组图片中，学习者能选出功能不同的一张图片			
12T	预见：我在想什么？	给出某个未呈现对象的一些提示，学习者能命名这个对象			
12U	命名：相似但不完全相同的食物	呈现一个已认识食物的新示例，学习者能命名这种食物			
12V	听众成员	看到看护人或同伴给出正确的反应后，学习者能给予表扬			
13A	再创图画	呈现一张有多个元素的示例图片，学习者能画这张图片			
13B	渐进回忆	渐进地把刺激物加进一组，学习者能回忆起这些刺激			
13C	删除信息	听了2个与某个故事相关联的陈述及1个与其不相关联的陈述后，学习者能够只重述与故事相关联的信息			
13D	混合颜色	学习者能将几种颜色混合到一起创造出一种与示例相匹配的颜色			

续表

#	名称	描述	Y	N	?
13E	概括：20 个问题	告诉学习者，指导者正在思考一个特定的物体或人，学习者能问一些问题去识别他们			
13F	假想的行为	当被指令时，学习者没有道具也能执行熟悉的动作			
13G	创意转录：绘画	给与美术物资和指导，学习者能画一个已认识物体的新示例			
13H	指认相似但不完全相同的交通工具	呈现一组交通工具的图片，学习者能识别已知交通工具的新表现形式			
13I	在环境中命名形状	展示在环境中的一个物体，学习者能命名该物品的形状			
13J	容许失败	输掉一场比赛后，学习者反应恰当			
13K	与同伴分享	在要求下，学习者能允许一个或多个同伴使用他/她自己正在用的物品			
13L	按场合分类服装	呈现一些服装的图片，学习者能识别哪件服装适合于哪个特定的事件或季节			
13M	概括：电影类型	在观看一段短的片断后，学习者能通过概括其特质来命名这个电影的类型			
13N	逻辑问题和谜语	呈现一个基础的谜语或逻辑问题时，学习者能解出这个谜语或问题			
13O	解决问题：数学应用题	阅读完一道数学应用题后，学习者能写出合适的数学等式并解答			
13P	自动附加祈使语	学习者提出要求时，能在要求中添加对听众有影响作用的词语			
13Q	隐喻的反应：未来	问学习者将来打算做什么时，学习者能恰当地回答			
13R	代词	当提供一个含有代词的示例动作时，学习者能完成针对指定目标的动作			
13S	阅读/提要求的交互性操作	在阅读一个物品的描述之后，学习者能使用他们所读的名称来要求该物品			

续表

#	名称	描述	Y	N	?
13T	问"怎么样"	学习者能使用"怎么样?"的问题来获取关于任务或活动的信息			
13U	命名组合属性	呈现一组物品，学习者能命名区分某个物品与其他物品不同的两个或更多属性			
13V	转录事件	当呈现没有特定主题提示的书写材料时，学习者能写下当天发生的最多5件事			
13W	命名/对话的交互性操作	在学习了一个物体的名称之后，学习者能使用这个名称来回答问题			
13X	模仿多步骤动作	在依次呈现多个动作之后，学习者能模仿这些动作			
14A	命名相似但不完全相同的服装	展示一件已认识服装的变化图片，学习者能说出这件服装的名称			
14B	提要求：人为的建立操作	提供的材料不足以完成一项任务时，学习者能申请所需的物品			
14C	对话：按功能划分房间	呈现一个房间的图片时，学习者能说出一个适合该房间的活动			
14D	概括：字母的概念	在阅读了一组正确的示例和不正确的示例之后，学习者能命名常见的字母			
14E	泛化仿说	提供一个样本声音，学习者能模仿它			
14F	流畅度：绘画	呈现一个完成一幅图画的指令，学习者可以快速准确地完成绘画			
14G	文字/转录的交互性操作	阅读一个单词之后，学习者能写下这个单词			
14H	转录：多个来源	听到某个人或其他来源的口头语言之后，学习者能写下说的内容			
14I	创造性：路径	呈现网格，学习者能展示从一个点到另一个点的不同路径			
14J	虚假命名：两个事实和一个谎言	当告知玩一个游戏时，学习者能提供两个事实和一个谎言，来故意欺骗指导者			

续表

#	名称	描述	Y	N	?
14K	命名相似但不完全相同的交通工具	展示一张已认识交通工具的相似但不完全相同的图片，学习者能说出交通工具的类型			
14L	对话：押韵的诗歌	当提供一首不完整的押韵诗歌时，学习者能增加2行或更多行押韵的句子			
14M	概括：公认的伴随物	当呈现一张与某个感官感觉相关联的物体图片时，学习者能命名这种感觉			
14N	流畅度：时钟时间	要求学习者说出时间，学习者可以快速准确地说出时间			
14O	迷信的祈求	参加常见的需要迷信祈求的活动时，学习者能用这种祈求			
14P	转录：数字集	学习者能写1到1000之间的任何数字			
14Q	概括：音乐类型	在听了一段简短的音频剪辑后，学习者能通过概括特质来命名音乐类型			
14R	区分可回收的物品	帮助清理时，学习者能正确地摆放和处理物品			
14S	简单操作隐喻	观察一个动作之后，学习者能从一组刺激中选择一个与该动作相关的刺激			
14T	命名奇怪情况下的动作	观察一种不常见使用物品的方式后，学习者能命名该动作			
14U	概念：公共标志	展示一组公共标志的形状或图片，学习者能识别标志			
14V	使用计算器	学习者能使用计算器来完成数学问题			
14W	算钱的泛化	要求学习者数出一笔钱，学习者可以用不同的硬币和纸币数出金额			
14X	对话：对他人的兴趣	呈现一个聊天话题，学习者能以一种表示感兴趣的方式进行回应			
14Y	命名钱的组合	当呈现许多钱时，学习者能说出钱的总额			
14Z	命名复数	给与单数和复数的物品图片，学习者能对图片的内容进行恰当的单复数命名			

PEAK 直接训练：数据表

学习者姓名：_____ 项目名称：_____

回合序号	刺激编号	反应得分
1		0　2　4　8　10
2		0　2　4　8　10
3		0　2　4　8　10
4		0　2　4　8　10
5		0　2　4　8　10
6		0　2　4　8　10
7		0　2　4　8　10
8		0　2　4　8　10
9		0　2　4　8　10
10		0　2　4　8　10

反应总分：_____ / 100

日期：_____ / _____　缩写：_____

回合序号	刺激编号	反应得分
1		0　2　4　8　10
2		0　2　4　8　10
3		0　2　4　8　10
4		0　2　4　8　10
5		0　2　4　8　10
6		0　2　4　8　10
7		0　2　4　8　10
8		0　2　4　8　10
9		0　2　4　8　10
10		0　2　4　8　10

反应总分：_____ / 100

日期：_____ / _____　缩写：_____

回合序号	刺激编号	反应得分
1		0　2　4　8　10
2		0　2　4　8　10
3		0　2　4　8　10
4		0　2　4　8　10
5		0　2　4　8　10
6		0　2　4　8　10
7		0　2　4　8　10
8		0　2　4　8　10
9		0　2　4　8　10
10		0　2　4　8　10

反应总分：_____ / 100

日期：_____ / _____　缩写：_____

回合序号	刺激编号	反应得分
1		0　2　4　8　10
2		0　2　4　8　10
3		0　2　4　8　10
4		0　2　4　8　10
5		0　2　4　8　10
6		0　2　4　8　10
7		0　2　4　8　10
8		0　2　4　8　10
9		0　2　4　8　10
10		0　2　4　8　10

反应总分：_____ / 100

日期：_____ / _____　缩写：_____

回合序号	刺激编号	反应得分
1		0　2　4　8　10
2		0　2　4　8　10
3		0　2　4　8　10
4		0　2　4　8　10
5		0　2　4　8　10
6		0　2　4　8　10
7		0　2　4　8　10
8		0　2　4　8　10
9		0　2　4　8　10
10		0　2　4　8　10

反应总分：_____ / 100

日期：_____ / _____　缩写：_____

项目周备注

泛化项目列表

1

1A 泛化动作模仿

1B 数学：按组分类和计数

2

2A 按功能对话替换

2B 命名相似但不完全相同的动物

3

3A 灵活的逐字读行为

3B 创造力：控制路线

3C 猜物游戏：容忍失败

3D 指认颜色的深浅

4

4A 计数分组的物品

4B 指认相似但不完全相同的服装

4C 排除：特征

4D 称重

4E 匹配数字和字母

4F 问"什么"

5

5A 精细动作：打开或关闭物品

5B 命名：不同颜色

5C 按食谱测量

5D 命名：附带反应

5E 声音-音调的仿说

5F 扩展提要求的操作

5G 泛化模式

5H 识别讽刺

6

6A 命名：相似但不完全相同的人

6B 命名/提要求的交互性操作

6C 用实物进行假想游戏

6D 概括：数的概念

6E 指认形状

6F 命名感官的感受

6G 开启视角概念

6H 估量物品

6I 用修饰词提要求

6J 识别不恰当的命名

7

7A 命名：各种场景中的植物

7B 花钱

7C 无实物假想游戏

7D 识别谎言

7E 概括：猜谜游戏

7F 与同伴轮流玩

7G 将物品与图片匹配

7H 解决问题：填充容器

7I 模仿同伴的仿说游戏

7J 概括特征

7K 听众可信度

7L 声音仿说：语速和音量

8

8A 修正动作：纠正他人

8B 命名：用副词描述动作

8C 隐喻性的命名扩展

8D 灵活的转录

8E 创造性：跳舞

8F 画虚构的动物

8G 数学拼图：高阶模式

8H 命名：方向

8I 数学和时间

8J 我做错了什么？

8K　通过字母的发音进行指认

8L　概括：故事类型

8M　问"谁"

8N　单词中的字母发音

9

9A　用形容词命名

9B　概念：社会工作者

9C　高级大运动技能：篮球

9D　解决问题：井字棋

9E　对面部表情的反应

9F　概括复杂模式

9G　按功能识别房间

9H　仿说：节奏

9I　识别感官的感受

9J　估计量

9K　流畅度：命名名词和动词的组合

9L　概括：猜猜是谁

9M　平衡质量

9N　转喻的延伸

9O　流畅度：遵循指导

9P　流畅度：创造力

10

10A　泛化加法

10B　不同测量度

10C　延迟命名图片

10D　转录：连线画图

10E　逐字读：二合字母

10F　计划/连锁的中断

10G　用不同工具转录

10H　解决问题：形状组合

10I　基本标点符号

10J　连锁"什么"的问题

10K　概括：功能性质

10L　等待

10M　打乱的单词

10N　对话：听众主导

10O　命名/逐字读的交互性操作

10P　一步模式

10Q　按功能概括

10R　积木位置：大小

11

11A　指认相似但不完全相同的身体部位

11B　延迟图象排序

11C　抄录笔记

11D　指认相似但不完全相同的食物

11E　分类概括

11F　音节拍手

11G　流畅度：指认颜色

11H　辨别文本的来源

11I　通过活动指认季节

11J　流畅度：计数

11K　跨新奇刺激的移情

11L　按序列连接点

11M　命名过去的动作

11N　对话：填写押韵行

11O　命名新的人物的情绪

11P　仿说：基础输入

11Q　使用技术设备

11R　命名正在进行的动作

11S　问"在哪里"

11T　指认相似但不完全相同的动物

12

12A　按照清单购物

12B　对话：解决冲突

12C　指认美术品的材料

12D　解决问题：高尔夫

12E　要求关注

12F　对话：闲聊

12G   自动附加：确定/不确定

12H   询问"什么时候"

12I   转录：过去和未来的事件

12J   通过活动命名季节

12K   流畅度：高阶扫视

12L   延迟指认图片

12M   用尺测量

12N   押韵模式多样的诗歌

12O   根据功能/类别进行主格命名

12P   排除：类别

12Q   文字：拼图

12R   解决问题：完成迷宫

12S   排除：功能

12T   预见：我在想什么？

12U   命名：相似但不完全相同的食物

12V   听众成员

13

13A   再创图画

13B   逐步回忆

13C   忽略信息

13D   混合颜色

13E   概括：20 个问题

13F   假想的行为

13G   创意转录：绘画

13H   指认相似但不完全相同的交通工具

13I   在环境中命名形状

13J   容忍失败

13K   与同伴分享

13L   按场合分类服装

13M   概括：电影类型

13N   逻辑问题和谜题

13O   解决问题：数学应用题

13P   自动附加祈使语

13Q   隐喻的回应：未来

13R   代词

13S   阅读/提要求的交互性操作

13T   问"怎么样"

13U   命名组合属性

13V   转录事件

13W   命名/对话的交互性操作

13X   模仿多步骤动作

14

14A   命名相似但不完全相同的服装

14B   提要求：人为的建立操作

14C   对话：按功能划分房间

14D   概括：字母的概念

14E   泛化仿说

14F   流畅度：绘画

14G   文字/转录的交互性操作

14H   转录：多个来源

14I   创造性：路径

14J   虚假命名：两个事实和一个谎言

14K   命名相似但不完全相同的交通工具

14L   对话：押韵的诗歌

14M   概括：公认的伴随物

14N   流畅度：时钟时间

14O   迷信的祈求

14P   转录：数字集

14Q   概括：音乐类型

14R   区分可回收的物品

14S   简单操作隐喻

14T   命名奇怪情况下的动作

14U   概念：公共标志

14V   使用计算器

14W   算钱的泛化

14X   对话：对他人的兴趣

14Y   命名钱的组合

14Z   命名复数

泛化模块项目指导表

项目名称　　泛化动作模仿-1A

目标：

- 展示任何示例动作时，学习者都能模仿这个动作

需要的材料：

- 可以通过动作来操纵的各种物品，如球、蜡笔、厨房用具、食物等

对看护人的指导：

- 说"做这个"，并演示一个基本动作

典型刺激：

- 训练：指着你想要的东西、滚一个球、飞吻、单腿跳

- 测试：打鸡蛋、倒饮料、转个圈、在面包上涂黄油

训练	测试
1	16
2	17
3	18
4	19
5	20
6	21
7	22
8	23
9	24
10	25
11	26
12	27
13	28
14	29
15	30

	引入日期	掌握日期
水平1		
水平2		

0=在多次辅助尝试后没有反应

2=多次辅助或减少刺激组合后，最终做出反应

4=最多两次辅助后，能在完整的刺激组合下做出反应

8=仅一次口头或视觉的辅助

10=在没有辅助的情况下，独立准确的反应

项目名称　　数学：按组分类和计数-1B

目标：

- 当有指示将物品分成不同数量的组时，学习者能相应地计算出每组物品个数

需要的材料：

- 许多小件可数的物品
- 数字卡片

对看护人的指导：

- 拿出物品，在桌子上放两张数字卡片
- 说，"按（第一张数字卡）分组，按（第二张数字卡）安排每组物品的个数"

典型刺激：

- 训练：2组，每组3个物品；4组，每组1个物品；8组，每组2个物品
- 测试：使用较大的数字。6组，每组3个物品；3组，每组7个物品

训练	测试
1	16
2	17
3	18
4	19
5	20
6	21
7	22
8	23
9	24
10	25
11	26
12	27
13	28
14	29
15	30

	引入日期	掌握日期
水平1		
水平2		

0＝在多次辅助尝试后没有反应

2＝多次辅助或减少刺激组合后，最终做出反应

4＝最多两次辅助后，能在完整的刺激组合下做出反应

8＝仅一次口头或视觉的辅助

10＝在没有辅助的情况下，独立准确的反应

项目名称　　**按功能对话替换-2A**

目标：

● 问学习者关于某个物体的用途时，学习者能识别该物体的多种用途

需要的材料：

● 无

对看护人的指导：

● 说，"我能拿(常见的物体或工具)来做什么？"。在得到正确回答后，问，"那我还能拿(相同的物体)做其他什么事呢？"

典型刺激：

● 训练：铅笔、纸、标记板、尺子

● 测试：使用不同的物体，包括一些只在少量特殊原因下才会使用的物体。锤子、订书机、粉笔

训练	测试
1	16
2	17
3	18
4	19
5	20
6	21
7	22
8	23
9	24
10	25
11	26
12	27
13	28
14	29
15	30

	引入日期	掌握日期
水平 1		
水平 2		

0 = 在多次辅助尝试后没有反应

2 = 多次辅助或减少刺激组合后，最终做出反应

4 = 最多两次辅助后，能在完整的刺激组合下做出反应

8 = 仅一次口头或视觉的辅助

10 = 在没有辅助的情况下，独立准确的反应

项目名称　　命名相似但不完全相同的动物–2B

目标：

- 展示一张已认识动物但不同品种的图片时，学习者能命名该动物

需要的材料：

- 来自不同品种动物的图片

对看护人的指导：

- 展示一幅动物的图片

- 说："这是什么？"

典型刺激：

- 训练：狗、猫、牛

- 测试：使用每个物种的一个不同例子，例如卡通狗、暹罗猫、奶牛

训练	测试
1	16
2	17
3	18
4	19
5	20
6	21
7	22
8	23
9	24
10	25
11	26
12	27
13	28
14	29
15	30

	引入日期	掌握日期
水平1		
水平2		

0＝在多次辅助尝试后没有反应

2＝多次辅助或减少刺激组合后，最终做出反应

4＝最多两次辅助后，能在完整的刺激组合下做出反应

8＝仅一次口头或视觉的辅助

10＝在没有辅助的情况下，独立准确的反应

项目名称　　　灵活的逐字读行为-3A

目标：

- 呈现找词游戏时，学习者能从所有方位找到单词

需要的材料：

- 找词游戏

对看护人的指导：

- 呈现一个单词搜索页面和一组1~5个要查找的目标单词，下指令让学习者找到目标单词

典型刺激：

- 训练：使用一个由字母组成的小网格(5X5 或 7X7)，其中包含1~3个隐藏的单词，单词从左到右或从上向下书写

- 测试：使用一个由字母组成的更大网格和3~5个更长的单词，这些单词可以沿对角线、向下、向上和水平方向排列

训练	测试
1	16
2	17
3	18
4	19
5	20
6	21
7	22
8	23
9	24
10	25
11	26
12	27
13	28
14	29
15	30

	引入日期	掌握日期
水平 1		
水平 2		

0＝在多次辅助尝试后没有反应

2＝多次辅助或减少刺激组合后，最终做出反应

4＝最多两次辅助后，能在完整的刺激组合下做出反应

8＝仅一次口头或视觉的辅助

10＝在没有辅助的情况下，独立准确的反应

项目名称　　　创造力：控制路线-3B

目标：

- 呈现网格时，学习者能演示从一个点到另一个点的相同或不同的路线

需要的材料：

- 标记板及马克笔
- 画一个网格。标记左上角为"A"，右下角为"B"

对看护人的指导：

- 下指令让学习者在网格上从一个方格到另一个方格，绘制从A到B的路径。一旦完成，说："很好，现在绘制另一条路径。"
- 有两种不同颜色马克笔，给学习者其中一支。对于一种颜色，要求绘制不同的路径。对于另一种颜色，要求学习者绘制相同的路径。千万不要告诉他们哪个马克笔是做什么用的（即，不能告诉他们哪个马克笔画相同路径，哪个马克笔画不同路径）

典型刺激：

- 训练：使用较大的网格，并要求连续画出多达5条的正确路径
- 测试：使用较小的网格，并要求连续画出多达7条的正确路径

训练	测试
1	16
2	17
3	18
4	19
5	20
6	21
7	22
8	23
9	24
10	25
11	26
12	27
13	28
14	29
15	30

	引入日期	掌握日期
水平1		
水平2		

0＝在多次辅助尝试后没有反应

2＝多次辅助或减少刺激组合后，最终做出反应

4＝最多两次辅助后，能在完整的刺激组合下做出反应

8＝仅一次口头或视觉的辅助

10＝在没有辅助的情况下，独立准确的反应

项目名称　　猜物游戏：容忍失败–3C

目标：
● 给学习者一个物体的 3 条线索时，学习者能猜出这个物体，如果猜不出来也能恰当地反应
需要的材料：
● 无
对看护人的指导：
● 在环境中选择一个物体。说"我说你猜"，并提供最多 3 条关于物体的线索
典型刺激：
● 训练：书（Book）– 以"b"开头，你可以阅读它，它是红色的
● 测试：选择需要多次猜测的、不太明显的物体。鞋带–它在我的脚上

训练	测试
1	16
2	17
3	18
4	19
5	20
6	21
7	22
8	23
9	24
10	25
11	26
12	27
13	28
14	29
15	30

	引入日期	掌握日期
水平 1		
水平 2		

0 = 在多次辅助尝试后没有反应
2 = 多次辅助或减少刺激组合后，最终做出反应
4 = 最多两次辅助后，能在完整的刺激组合下做出反应
8 = 仅一次口头或视觉的辅助
10 = 在没有辅助的情况下，独立准确的反应

项目名称　　指认颜色的深浅-3D

目标：

- 呈现已认识颜色的相似深浅色时，学习者能从一组中选择最相似的颜色

需要的材料：

- 各种已认识的颜色深浅不一的色卡

对看护人的指导：

- 呈现3张包含已认识颜色的不知道深浅色的色卡

- 说，"找到(基本颜色)。"

典型刺激：

- 训练：森林绿、天蓝、桃红

- 测试：使用新的色调，例如青柠绿、海蓝、紫红

训练	测试
1	16
2	17
3	18
4	19
5	20
6	21
7	22
8	23
9	24
10	25
11	26
12	27
13	28
14	29
15	30

	引入日期	掌握日期
水平 1		
水平 2		

0 = 在多次辅助尝试后没有反应

2 = 多次辅助或减少刺激组合后，最终做出反应

4 = 最多两次辅助后，能在完整的刺激组合下做出反应

8 = 仅一次口头或视觉的辅助

10 = 在没有辅助的情况下，独立准确的反应

项目名称　　计数分组的物品-4A

目标：

- 提供同一类别的一组物品时，学习者能对这些物品计数

需要的材料：

- 任何一组类似的物体，如圆圈、正方形、树等的图片

对看护人的指导：

- 将 3-10 个相似的物体放在学习者面前的桌子上

- 指向物体并说，"数一数(目标物体)。"

典型刺激：

- 训练：7 张斑马图片、5 张小汽车图片、动物图片

- 测试：使用不同的数字和刺激组，并包括干扰项。4 根香蕉、9 把椅子、4 件衬衫(在一组衬衫中摆放裤子作为干扰项)

训练	测试
1	16
2	17
3	18
4	19
5	20
6	21
7	22
8	23
9	24
10	25
11	26
12	27
13	28
14	29
15	30

	引入日期	掌握日期
水平 1		
水平 2		

0＝在多次辅助尝试后没有反应

2＝多次辅助或减少刺激组合后，最终做出反应

4＝最多两次辅助后，能在完整的刺激组合下做出反应

8＝仅一次口头或视觉的辅助

10＝在没有辅助的情况下，独立准确的反应

项目名称　　指认相似但不完全相同的服装-4B

目标:
- 给与一组服装图片, 学习者能识别已认识服装的新表现形式

需要的材料:
- 各个部位的服装图片

对看护人的指导:
- 展示 3 幅服装图片, 其中包含一种服装的未知变化
- 说:"找到(目标服装)。"

典型刺激:
- *训练:衬衫、裤子、帽子。*
- *测试:每件服装用一个不同的示例,例如POLO衫、工装裤、棒球帽*

训练	测试
1	16
2	17
3	18
4	19
5	20
6	21
7	22
8	23
9	24
10	25
11	26
12	27
13	28
14	29
15	30

	引入日期	掌握日期
水平 1		
水平 2		

0=在多次辅助尝试后没有反应

2=多次辅助或减少刺激组合后,最终做出反应

4=最多两次辅助后,能在完整的刺激组合下做出反应

8=仅一次口头或视觉的辅助

10=在没有辅助的情况下,独立准确的反应

项目名称　　排除：特征-4C

目标：

- 在一组图片中，学习者能选出不具有同一个特征的图片

需要的材料：

- 具有相同特征的物品或动物的图片卡

对看护人的指导：

- 摆出 3 张卡片，其中 2 张有相同的功能，1 张没有。问："哪个不属于？"。在做出正确的选择后，问："为什么？"

典型刺激：

- 训练：牛、鸡、鹅（翅膀）。老虎、水牛、袋鼠（四条腿）、锤子、螺丝刀、木板（金属制成）
- 测试：在相似的卡片中使用新的组合和方式，例如奶牛、猎豹、猫（斑点）。电视、盒子、球（方形）

训练	测试
1	16
2	17
3	18
4	19
5	20
6	21
7	22
8	23
9	24
10	25
11	26
12	27
13	28
14	29
15	30

	引入日期	掌握日期
水平 1		
水平 2		

0＝在多次辅助尝试后没有反应

2＝多次辅助或减少刺激组合后，最终做出反应

4＝最多两次辅助后，能在完整的刺激组合下做出反应

8＝仅一次口头或视觉的辅助

10＝在没有辅助的情况下，独立准确的反应

项目名称　　称重-4D

目标：

- 学习者能收集并使用秤称出特定重量的材料

需要的材料：

- 不同重量的物体

对看护人的指导：

- 把秤放在桌子上。提供一组物体来称重，并说"给我（重量）的（物体）"

典型刺激：

- 训练：1磅沙子、6盎司大理石、3盎司铅笔
- 测试：使用新的重量值，并要求使用多个物体。3磅任何东西、6盎司罐子、9盎司装满东西的罐子

训练	测试
1	16
2	17
3	18
4	19
5	20
6	21
7	22
8	23
9	24
10	25
11	26
12	27
13	28
14	29
15	30

	引入日期	掌握日期
水平1		
水平2		

0＝在多次辅助尝试后没有反应

2＝多次辅助或减少刺激组合后，最终做出反应

4＝最多两次辅助后，能在完整的刺激组合下做出反应

8＝仅一次口头或视觉的辅助

10＝在没有辅助的情况下，独立准确的反应

项目名称　　匹配数字和字母-4E

目标：
- 呈现一组字母和数字时，不管字体或大小如何，学习者都能将它们匹配

需要的材料：
- 打印和/或手写的字母，和不同字体/大小的数字

对看护人的指导：
- 呈现一个由3-10个字母或不同字体组成的序列
- 给学习者一个不同字体/大小/粗体/斜体且需要匹配的字母或数字，并下指令让孩子选择与之匹配的字母或数字

典型刺激：
- 训练：字母：h 到 H 到 *H*
- 测试：数字：12 到 **12** 到 *12*

训练	测试
1	16
2	17
3	18
4	19
5	20
6	21
7	22
8	23
9	24
10	25
11	26
12	27
13	28
14	29
15	30

	引入日期	掌握日期
水平 1		
水平 2		

0=在多次辅助尝试后没有反应

2=多次辅助或减少刺激组合后，最终做出反应

4=最多两次辅助后，能在完整的刺激组合下做出反应

8=仅一次口头或视觉的辅助

10=在没有辅助的情况下，独立准确的反应

项目名称　　问"什么"-4F

目标：

● 学习者能使用句子"什么?"或类似的短语来要求再听一次陈述

需要的材料：

● 无

对看护人的指导：

● 对学习者说些事情，故意让他们听不到其中的一部分。在学习者使用"什么?"或类似的语句后，清楚地重复该语句

典型刺激：

● 训练：把问题的后半部分含糊地说出来，"现在几点了?"；低声告诉学习者把书收好；当指示学习者指向自己的手臂时，咳嗽而不是说话

● 测试：使用不同的语句或指令。在开始做开合跳的指令时，说话要非常快；在称赞学习者时，要在句子中间打喷嚏；当你要求击掌时，要把目光移开

训练	测试
1	16
2	17
3	18
4	19
5	20
6	21
7	22
8	23
9	24
10	25
11	26
12	27
13	28
14	29
15	30

	引入日期	掌握日期
水平 1		
水平 2		

0＝在多次辅助尝试后没有反应

2＝多次辅助或减少刺激组合后，最终做出反应

4＝最多两次辅助后，能在完整的刺激组合下做出反应

8＝仅一次口头或视觉的辅助

10＝在没有辅助的情况下，独立准确的反应

项目名称　　精细动作：打开或关闭物品-5A

目标：
● 呈现一个物品如何打开或关闭，学习者可以打开或关闭它

需要的材料：

● 各种类型的可密封物品，如钮扣、拉链、魔术贴、胶带等

对看护人的指导：

● 给学习者一个可密封的物体，并说："打开（或关闭）它。"

典型刺激：

● 训练：解开上衣的拉链，扣上衬衫的扣子

● 测试：使用类似的任务和不同的安排。打开塑料袋，扣上裤子的扣子

训练	测试
1	16
2	17
3	18
4	19
5	20
6	21
7	22
8	23
9	24
10	25
11	26
12	27
13	28
14	29
15	30

	引入日期	掌握日期
水平 1		
水平 2		

0＝在多次辅助尝试后没有反应
2＝多次辅助或减少刺激组合后，最终做出反应
4＝最多两次辅助后，能在完整的刺激组合下做出反应
8＝仅一次口头或视觉的辅助
10＝在没有辅助的情况下，独立准确的反应

项目名称　　命名：不同颜色-5B

目标：

- 在图片中展示一种颜色，学习者能识别该颜色，不管颜色的深浅或色调

需要的材料：

- 包含不同颜色的图片或物体

对看护人的指导：

- 呈现一张图片或一个物体，指着一种颜色，说："这是什么颜色？"

典型刺激：

- 训练：房子上的黑瓦、树上的绿叶、红色的小汽车

- 测试：使用相似颜色的不同示例。黑色的鸟、绿色的卡车、红色的苹果

训练	测试
1	16
2	17
3	18
4	19
5	20
6	21
7	22
8	23
9	24
10	25
11	26
12	27
13	28
14	29
15	30

	引入日期	掌握日期
水平1		
水平2		

0＝在多次辅助尝试后没有反应

2＝多次辅助或减少刺激组合后，最终做出反应

4＝最多两次辅助后，能在完整的刺激组合下做出反应

8＝仅一次口头或视觉的辅助

10＝在没有辅助的情况下，独立准确的反应

项目名称　　**按食谱测量-5C**

目标：

- 呈现一个厨房任务时，学习者能恰当地使用测量工具

需要的材料：

- 非常基本的食谱，烹饪工具，量杯，基本的原料

对看护人的指导：

- 呈现一组完整的测量目标。下指令让学习者通过测量一种特定数量的原料来完成食谱的一部分

典型刺激：

- 训练：1/4 杯水、3 茶匙糖、1 汤匙花生酱
- 测试：使用不同的食谱和各种原料的组合，例如 1 杯水、1 包混合果汁、1 夸脱水、1 小撮盐

训练	测试
1	16
2	17
3	18
4	19
5	20
6	21
7	22
8	23
9	24
10	25
11	26
12	27
13	28
14	29
15	30

	引入日期	掌握日期
水平 1		
水平 2		

0＝在多次辅助尝试后没有反应

2＝多次辅助或减少刺激组合后，最终做出反应

4＝最多两次辅助后，能在完整的刺激组合下做出反应

8＝仅一次口头或视觉的辅助

10＝在没有辅助的情况下，独立准确的反应

项目名称　　命名：附带反应-5D

目标：

- 呈现一个演示某种动作的人，这个动作与其感觉相关，学习者能给这种感觉命名

需要的材料：

- 书、电影或动作卡片

对看护人的指导：

- 呈现一个电影片段或动作卡片，其中一个人演示的行为往往与某种感觉相吻合。问学习者："(人物)可能感觉怎样?"

典型刺激：

- 训练：男人抱着自己的脚(伤了脚)，女人摇动她的手(紧张)，一个人看着地面(害羞)
- 测试：用不同的场景中的相同的感觉和行为。一个避免用脚走路的孩子(伤了脚)，一条发抖的狗(紧张)，一个抓头的男孩(困惑)

训练	测试
1	16
2	17
3	18
4	19
5	20
6	21
7	22
8	23
9	24
10	25
11	26
12	27
13	28
14	29
15	30

	引入日期	掌握日期
水平1		
水平2		

0 = 在多次辅助尝试后没有反应

2 = 多次辅助或减少刺激组合后，最终做出反应

4 = 最多两次辅助后，能在完整的刺激组合下做出反应

8 = 仅一次口头或视觉的辅助

10 = 在没有辅助的情况下，独立准确的反应

项目名称　　声音-音调仿说-5E

目标：

- 提供一个声音或者乐器的示例音调时，学习者能模仿出大致相同的音调

需要的材料：

- 无

对看护人的指导：

- 说，"这样做"，然后用低/高/中音调哼(曲子)或说一个单词

典型刺激：

- 训练：低哼音、高哼音、低音调的单词，等等
- 测试：使用各种各样的声音来源和音调序列。高音调的单词——低音调的单词。吉他高音，高音调的单词

训练	测试
1	16
2	17
3	18
4	19
5	20
6	21
7	22
8	23
9	24
10	25
11	26
12	27
13	28
14	29
15	30

	引入日期	掌握日期
水平 1		
水平 2		

0=在多次辅助尝试后没有反应

2=多次辅助或减少刺激组合后，最终做出反应

4=最多两次辅助后，能在完整的刺激组合下做出反应

8=仅一次口头或视觉的辅助

10=在没有辅助的情况下，独立准确的反应

项目名称　　扩展提要求的操作-5F

目标：

● 提要求时，学习者能使用各种合适的措辞

需要的材料：

● 偏好的物品或食物

对看护人的指导：

● 拿起偏好的物品或食物。问："你想要什么？"，当学习者提出要求后，再问："你还可以怎么问？"

典型刺激：

● 训练：我能得到这个球吗？你能把饼干给我吗？我想去荡秋千。什么时候轮到我玩电子游戏

● 测试：要求不同形式的请求。我可以吃水果圈吗？我想要呼啦圈。我能吃个巧克力蛋糕吗？你能帮我拿这个冰淇淋吗？我可以请客吗

训练	测试
1	16
2	17
3	18
4	19
5	20
6	21
7	22
8	23
9	24
10	25
11	26
12	27
13	28
14	29
15	30

	引入日期	掌握日期
水平1		
水平2		

0=在多次辅助尝试后没有反应

2=多次辅助或减少刺激组合后，最终做出反应

4=最多两次辅助后，能在完整的刺激组合下做出反应

8=仅一次口头或视觉的辅助

10=在没有辅助的情况下，独立准确的反应

项目名称　　泛化模式-5G

目标：

- 呈现一个包含 3 个或更多材料组成的模式时，学习者能按指导者要求的材料顺序摆放模式来完成

需要的材料：

- 可以用来制作模式的小物件(如泡沫、形状、珠子、管道清洁器等)

对看护人的指导：

- 制作一个包含 3 种或 3 种以上材料组成的模式，给学习者完成模式的工具和干扰材料
- 让学习者完成模式

典型刺激：

- 训练：2 个棉球，1 个硬币，然后 1 个回形针；1 个椒盐卷饼，2 个硬币，3 块积木
- 测试：使用更长的、新颖的模式，并要求他们进一步延续该模式。2 张图片，1 个硬币，3 个回形针；2 部手机，1 支马克笔，3 张图片

训练	测试
1	16
2	17
3	18
4	19
5	20
6	21
7	22
8	23
9	24
10	25
11	26
12	27
13	28
14	29
15	30

	引入日期	掌握日期
水平 1		
水平 2		

0＝在多次辅助尝试后没有反应

2＝多次辅助或减少刺激组合后，最终做出反应

4＝最多两次辅助后，能在完整的刺激组合下做出反应

8＝仅一次口头或视觉的辅助

10＝在没有辅助的情况下，独立准确的反应

项目名称　　　**识别讽刺-5H**

目标：

- 呈现一个陈述和一个动作，学习者能辨别出这个是真诚的还是讽刺的

需要的材料：

- 无

对看护人的指导：

- 通过说一段陈述或者执行一个动作来呈现讽刺或真诚的情境。用"是"或"否"的问题提问学习者该陈述是否真诚

典型刺激：

- 训练："这真的太舒服了"关于一件太小的衬衫——这件衬衫真的很舒服吗？"我爱橙子！"然后咬一口，笑一笑——我真的喜欢橙子吗

- 测试：使用不同的示例。给自己扇扇子，说："我喜欢外面200度的温度。"——我真的喜欢这天气吗？"这是一首好歌"，然后开始跟着这首歌哼唱——我真的觉得这首歌好吗

训练	测试
1	16
2	17
3	18
4	19
5	20
6	21
7	22
8	23
9	24
10	25
11	26
12	27
13	28
14	29
15	30

	引入日期	掌握日期
水平1		
水平2		

0＝在多次辅助尝试后没有反应

2＝多次辅助或减少刺激组合后，最终做出反应

4＝最多两次辅助后，能在完整的刺激组合下做出反应

8＝仅一次口头或视觉的辅助

10＝在没有辅助的情况下，独立准确的反应

项目名称　　命名：相似但不完全相同的人-6A

目标：
● 呈现一个熟悉的人的新照片，学习者可以说出这个人的名字

需要的材料：
● 熟悉的人穿着不同的服装或表现出不同情绪的图片

对看护人的指导：
● 呈现一个已认识的人的新照片。问孩子"这是谁？"

典型刺激：
● 训练：熟悉的人的照片
● 测试：用同一个人的不同图片。包括旧照片、带着不同情绪或穿着不同服装的图片

训练	测试
1	16
2	17
3	18
4	19
5	20
6	21
7	22
8	23
9	24
10	25
11	26
12	27
13	28
14	29
15	30

	引入日期	掌握日期
水平1		
水平2		

0＝在多次辅助尝试后没有反应
2＝多次辅助或减少刺激组合后，最终做出反应
4＝最多两次辅助后，能在完整的刺激组合下做出反应
8＝仅一次口头或视觉的辅助
10＝在没有辅助的情况下，独立准确的反应

项目名称　　命名/提要求的交互性操作-6B

目标：

- 学会命名一个物品后，学习者能使用该名称来提要求

需要的材料：

- 学习者不知道名字的玩具或食物，写下关于这些物品的句子

对看护人的指导：

- 举着一件物品的图片并问："这是什么?"接下来，拿起这个物品说："你想要什么?"

典型刺激：

- 训练：黑色甘草糖、泰迪熊、红色赛车(如果需要的话可以给玩具取名字)
- 测试：使用不同的偏好物品，例如大象史纳菲、老虎蒂姆、三角巧克力

训练	测试
1	16
2	17
3	18
4	19
5	20
6	21
7	22
8	23
9	24
10	25
11	26
12	27
13	28
14	29
15	30

	引入日期	掌握日期
水平1		
水平2		

0=在多次辅助尝试后没有反应

2=多次辅助或减少刺激组合后，最终做出反应

4=最多两次辅助后，能在完整的刺激组合下做出反应

8=仅一次口头或视觉的辅助

10=在没有辅助的情况下，独立准确的反应

项目名称　　　**用实物进行假想游戏–6C**

目标：

- 给一个物体后，学习者能演示假想游戏

需要的材料：

- 各种各样的简单玩具

对看护人的指导：

- 提供一个玩具或其他物品，并说"假装＿＿＿"，并提供一个场景，要求学习者以一种假想的方式与物体融入其中

典型刺激：

- 训练：基本物品/假想组合。跟铅笔道晚安，假想冰棒是你和你妈妈，教玩偶怎么击掌
- 测试：使用没有训练过的物体/假想组合。跟积木道晚安，假装盒子是锤子，让铅笔一起跳舞

训练	测试
1	16
2	17
3	18
4	19
5	20
6	21
7	22
8	23
9	24
10	25
11	26
12	27
13	28
14	29
15	30

	引入日期	掌握日期
水平 1		
水平 2		

0＝在多次辅助尝试后没有反应
2＝多次辅助或减少刺激组合后，最终做出反应
4＝最多两次辅助后，能在完整的刺激组合下做出反应
8＝仅一次口头或视觉的辅助
10＝在没有辅助的情况下，独立准确的反应

项目名称　　概括：数的概念-6D

目标：

- 观察一组包含有许多正确的和不正确的示例之后，学习者能命名常见的数的概念

需要的材料：

- 数字卡片

对看护人的指导：

- 摆出 10 张数字卡片，许多卡片上有特定的数字，有些则没有。指着一张卡片并说："是，还是不是？"在学习者回答后，指出他们是否正确，并问："你发现了这里的数的概念吗？"
- 继续下一张卡片，直到他们了解数的概念

典型刺激：

- 训练：含有 2 的数、以 5 结尾的数、包含 52 的数
- 测试：使用不同的数的概念。偶数、奇数、3 位数、2 的倍数

训练	测试
1	16
2	17
3	18
4	19
5	20
6	21
7	22
8	23
9	24
10	25
11	26
12	27
13	28
14	29
15	30

	引入日期	掌握日期
水平 1		
水平 2		

0＝在多次辅助尝试后没有反应

2＝多次辅助或减少刺激组合后，最终做出反应

4＝最多两次辅助后，能在完整的刺激组合下做出反应

8＝仅一次口头或视觉的辅助

10＝在没有辅助的情况下，独立准确的反应

项目名称　　指认形状-6E

目标:
- 展示一张包含多个组成部分的图片，学习者能指认图片中的简单形状

需要的材料:
- 建筑物或场景的图片，其中包含明显形状的物体，这些形状是孩子以前学过的

对看护人的指导:
- 向学习者展示建筑物或场景的图片。说："指一指(形状)。"

典型刺激:
- 训练: 方形镜子的图片，圆盘的图片
- 测试: 使用更多的复合图片。在一张街区的图片中指出一个方形和圆形，在一张房子的图片中指出一个三角形

训练	测试
1	16
2	17
3	18
4	19
5	20
6	21
7	22
8	23
9	24
10	25
11	26
12	27
13	28
14	29
15	30

	引入日期	掌握日期
水平 1		
水平 2		

0=在多次辅助尝试后没有反应

2=多次辅助或减少刺激组合后，最终做出反应

4=最多两次辅助后，能在完整的刺激组合下做出反应

8=仅一次口头或视觉的辅助

10=在没有辅助的情况下，独立准确的反应

项目名称　　命名: 感官的感受-6F

目标:
- 展示一张关于感觉的图片, 学习者能给这种感觉命名

需要的材料:
- 与感官的感受相对应的物品图片

对看护人的指导:
- 呈现一张图片, 然后问: "这个(感觉/气味/味道, 等)怎么样?"

典型刺激:
- 训练: 粗糙不平(砂纸)、粗糙扎人(羊毛面料)、冷(冰)
- 测试: 使用不同的图片和感觉, 或相同的感觉但不同的图片。粗糙不平(树皮)、热(灯泡)、光滑(丝绸)

训练	测试
1	16
2	17
3	18
4	19
5	20
6	21
7	22
8	23
9	24
10	25
11	26
12	27
13	28
14	29
15	30

	引入日期	掌握日期
水平1		
水平2		

0=在多次辅助尝试后没有反应

2=多次辅助或减少刺激组合后, 最终做出反应

4=最多两次辅助后, 能在完整的刺激组合下做出反应

8=仅一次口头或视觉的辅助

10=在没有辅助的情况下, 独立准确的反应

项目名称　　开启视角概念-6G

目标：

- 把一个物品放在障碍物后面，学习者能根据视角来识别谁可以看到它

需要的材料：

- 玩偶、用来隐藏的小物件，以及障碍物如文件夹

对看护人的指导：

- 搭起一个屏障，把物品放在一边。说，"谁知道这是什么东西？"

典型刺激：

- 训练：在孩子前面放一颗花生，在你前面放一块积木，在你面前放一个弹珠，把一个玩偶放到没人能看到的地方
- 测试：使用更多的障碍，并纳入其他观察者或玩偶。把铅笔放在你前面，把橡皮放在玩偶前面

训练	测试
1	16
2	17
3	18
4	19
5	20
6	21
7	22
8	23
9	24
10	25
11	26
12	27
13	28
14	29
15	30

	引入日期	掌握日期
水平 1		
水平 2		

0＝在多次辅助尝试后没有反应

2＝多次辅助或减少刺激组合后，最终做出反应

4＝最多两次辅助后，能在完整的刺激组合下做出反应

8＝仅一次口头或视觉的辅助

10＝在没有辅助的情况下，独立准确的反应

项目名称　　估量物品-6H

目标：

- 提供一个参照物，学习者能使用该物体作为参考来估量尺寸

需要的材料：

- 可用于估量的参照物，如铅笔、橡皮擦或回形针

对看护人的指导：

- 在标记板上画一条线。问，"它有多少个(参照物)长？"

典型刺激：

- 训练：使用少数物体。3个回形针长度的线、5个回形针长度的线和14个回形针长度的线
- 测试：使用更广泛多样的参照物和与线不相同的估量目标，例如3支铅笔长度的线、5个橡皮长度的线、2支铅笔长度的盒子

训练	测试
1	16
2	17
3	18
4	19
5	20
6	21
7	22
8	23
9	24
10	25
11	26
12	27
13	28
14	29
15	30

	引入日期	掌握日期
水平1		
水平2		

0=在多次辅助尝试后没有反应

2=多次辅助或减少刺激组合后，最终做出反应

4=最多两次辅助后，能在完整的刺激组合下做出反应

8=仅一次口头或视觉的辅助

10=在没有辅助的情况下，独立准确的反应

项目名称　　用修饰词提要求-6I

目标：
● 学习者能使用恰当的修饰词来确定他/她想做的动作

需要的材料：
● 学习者最喜爱的活动所要求的物品

对看护人的指导：
● 开始和学习者玩或参与一个活动。在你执行动作之前，问学习者你应该怎么做

典型刺激：
● 训练：写你的名字(快速地、慢慢地、用时短地)，滚动球(快速地、用力地)
● 测试：用新的场景。推滑板车(疯狂地、沉着地)，画星星(小心地)

训练	测试
1	16
2	17
3	18
4	19
5	20
6	21
7	22
8	23
9	24
10	25
11	26
12	27
13	28
14	29
15	30

	引入日期	掌握日期
水平 1		
水平 2		

0＝在多次辅助尝试后没有反应
2＝多次辅助或减少刺激组合后，最终做出反应
4＝最多两次辅助后，能在完整的刺激组合下做出反应
8＝仅一次口头或视觉的辅助
10＝在没有辅助的情况下，独立准确的反应

项目名称　　识别不恰当的命名-6J

目标：

- 在听到一个有错误词语的句子后，学习者能识别并纠正错误

需要的材料：

- 无

对看护人的指导：

- 用错误的或与正确相反的单词或短语来陈述。问："那句话错在哪？"

典型刺激：

- 训练：你说："老鼠的猎物是猫，"学习者说："不，'老鼠是猫的猎物。'"。小偷作弊（违反）了法律。鲍勃工作了一个小时，没有几乎（几乎没有）完成作业

- 测试：使用不同的错误。我们让（让我们）保守秘密吧。我们更大成年人（成年人更大）。老师学习了我们一课（给我们上了一课）。他铅笔把（把铅笔）借给了我。蒂姆犯了一个错误，因为他仔细看了（没有看）说明书

训练	测试
1	16
2	17
3	18
4	19
5	20
6	21
7	22
8	23
9	24
10	25
11	26
12	27
13	28
14	29
15	30

	引入日期	掌握日期
水平1		
水平2		

0=在多次辅助尝试后没有反应

2=多次辅助或减少刺激组合后，最终做出反应

4=最多两次辅助后，能在完整的刺激组合下做出反应

8=仅一次口头或视觉的辅助

10=在没有辅助的情况下，独立准确的反应

项目名称　　**命名：各种场景中的植物–7A**

目标：
● 呈现图片上或自然环境中的一种特定植物，学习者能给这种植物命名
需要的材料：
● 大自然的书籍、杂志、照片
对看护人的指导：
● 呈现一幅特定植物的图片
● 指着植物的图片说："这是什么？"
典型刺激：
● 训练：树、花、灌木、草、仙人掌
● 测试：使用不同的图片和风景。森林里的树、死去的花、附近的灌木丛

训练	测试
1	16
2	17
3	18
4	19
5	20
6	21
7	22
8	23
9	24
10	25
11	26
12	27
13	28
14	29
15	30

	引入日期	掌握日期
水平 1		
水平 2		

0＝在多次辅助尝试后没有反应
2＝多次辅助或减少刺激组合后，最终做出反应
4＝最多两次辅助后，能在完整的刺激组合下做出反应
8＝仅一次口头或视觉的辅助
10＝在没有辅助的情况下，独立准确的反应

项目名称　　花钱-7B

目标:
- 给与一个包含价格的清单时, 学习者能在不超出预算的情况下购买最多 3 种物品

需要的材料:
- 硬币、纸钞或代币

对看护人的指导:
- 给学习者一笔钱, 并在平板上展示 5 个不同价格的偏好物品。让学习者购买 1~3 件总数正确的物品

典型刺激:
- 训练: 铅笔 0.25 美元, 饼干 0.5 美元, 口香糖 0.1 美元
- 测试: 一块糖 1 美元, 一顶帽子 5.54 美元, 一根香蕉、一个玩偶和一盒饼干共 10.73 美元, 一条围巾和一个橙子共 6.56 美元

训练	测试
1	16
2	17
3	18
4	19
5	20
6	21
7	22
8	23
9	24
10	25
11	26
12	27
13	28
14	29
15	30

	引入日期	掌握日期
水平 1		
水平 2		

0=在多次辅助尝试后没有反应

2=多次辅助或减少刺激组合后, 最终做出反应

4=最多两次辅助后, 能在完整的刺激组合下做出反应

8=仅一次口头或视觉的辅助

10=在没有辅助的情况下, 独立准确的反应

项目名称　　无实物假想游戏-7C

目标：
● 下指令让学习者假装成另一个人或物体时，学习者能进行假想游戏

需要的材料：
● 无

对看护人的指导：
● 说："假装你是一个(人、动物或物体)。"如果需要，提供更具体的场景

典型刺激：
● 训练：狗、猫、老师、父母
● 测试：使用不同的假装场景。一只迷路的动物，一种虚构的动物(如蓝莓怪物)，一头沉睡的狮子

训练	测试
1	16
2	17
3	18
4	19
5	20
6	21
7	22
8	23
9	24
10	25
11	26
12	27
13	28
14	29
15	30

	引入日期	掌握日期
水平 1		
水平 2		

0＝在多次辅助尝试后没有反应
2＝多次辅助或减少刺激组合后，最终做出反应
4＝最多两次辅助后，能在完整的刺激组合下做出反应
8＝仅一次口头或视觉的辅助
10＝在没有辅助的情况下，独立准确的反应

项目名称　　识别谎言-7D

目标：

● 听了一个包含谎言的故事或看了一段包含谎言的视频后，学习者能识别谎言

需要的材料：

● 部分角色说谎或"扭曲事实"的故事或视频剪辑

对看护人的指导：

● 让学习者读一个短篇故事或看一段简短的视频剪辑，其中包括某人说谎(或表演一个动作然后撒谎，或对刚发生事情的某个方面撒谎)的实例。询问现场发生的事件，以及这些事件是真实的还是虚假的

典型刺激：

● 训练：掷骰子，告诉学习者一个与你掷出的结果不同的数字，然后隐藏骰子。翻牌；当它是红色的时候，说它是黑色的

● 测试：使用不同的场景，例如播放一个孩子正在吃蛋糕但却对吃蛋糕事情撒谎的视频。把铅笔扔在地上，并告诉学习者你已经捡起来了

训练	测试
1	16
2	17
3	18
4	19
5	20
6	21
7	22
8	23
9	24
10	25
11	26
12	27
13	28
14	29
15	30

	引入日期	掌握日期
水平 1		
水平 2		

0=在多次辅助尝试后没有反应

2=多次辅助或减少刺激组合后，最终做出反应

4=最多两次辅助后，能在完整的刺激组合下做出反应

8=仅一次口头或视觉的辅助

10=在没有辅助的情况下，独立准确的反应

项目名称　　**概括：猜谜游戏-7E**

目标：

- 学习者从一堆卡片中抽出一张后，能说出卡片的类别，然后表演出来

需要的材料：

- 猜谜游戏或主题卡

对看护人的指导：

- 让学习者抽一张卡片。问："是人、地方还是东西?"，然后指令他们表演出来让你猜测

典型刺激：

- 训练：一名老师、一头奶牛、一条鱼、一个电视节目
- 测试：使用不同的猜谜游戏，例如一个风筝、一颗树、你的爸爸、冰球

训练	测试
1	16
2	17
3	18
4	19
5	20
6	21
7	22
8	23
9	24
10	25
11	26
12	27
13	28
14	29
15	30

	引入日期	掌握日期
水平1		
水平2		

0＝在多次辅助尝试后没有反应

2＝多次辅助或减少刺激组合后，最终做出反应

4＝最多两次辅助后，能在完整的刺激组合下做出反应

8＝仅一次口头或视觉的辅助

10＝在没有辅助的情况下，独立准确的反应

项目名称　　　与同伴轮流玩-7F

目标：

- 当询问时，学习者能在游戏中让出一个物品或机会给同伴

需要的材料：

- 偏好的玩具

对看护人的指导：

- 让学习者参与一个游戏/与同伴玩一个特定的玩具

- 玩了几分钟的玩具后，说："轮到(同伴的名字)了"。让学习者把玩具给同伴

典型刺激：

- 训练：4子棋，把一个弹珠放进一个桶里，玩橡皮泥球

- 测试：包含新同伴和新安排。在户外骑车，用马克笔画一幅图

训练	测试
1	16
2	17
3	18
4	19
5	20
6	21
7	22
8	23
9	24
10	25
11	26
12	27
13	28
14	29
15	30

	引入日期	掌握日期
水平1		
水平2		

0=在多次辅助尝试后没有反应

2=多次辅助或减少刺激组合后，最终做出反应

4=最多两次辅助后，能在完整的刺激组合下做出反应

8=仅一次口头或视觉的辅助

10=在没有辅助的情况下，独立准确的反应

项目名称　　将物品与图片匹配-7G

目标：

- 呈现一组图片，学习者能将一个不完全相同的物品与其中一张图片进行匹配

需要的材料：

- 熟悉的物品：杯子、球、吸盘、鞋子
- 物品的图片卡(与正在使用的物品略有不同)

对看护人的指导：

- 将3-10张卡片放在桌子上，呈现一件物品
- 说"拿起相同的"，并让学习者将物品与相应的图片匹配

典型刺激：

- 训练：将一个真正的棒棒糖和一张棒棒糖的图片匹配，将一个红色的杯子和一张红色杯子的图片匹配
- 测试：将新的物品和不完全相同的物品图片匹配。将网球鞋和休闲鞋的照片匹配起来，将T恤和长袖衬衫的照片匹配起来

训练	测试
1	16
2	17
3	18
4	19
5	20
6	21
7	22
8	23
9	24
10	25
11	26
12	27
13	28
14	29
15	30

	引入日期	掌握日期
水平 1		
水平 2		

0＝在多次辅助尝试后没有反应

2＝多次辅助或减少刺激组合后，最终做出反应

4＝最多两次辅助后，能在完整的刺激组合下做出反应

8＝仅一次口头或视觉的辅助

10＝在没有辅助的情况下，独立准确的反应

项目名称　　解决问题：填充容器-7H

目标：

- 当提供一定数量的物体装入到一个容器里时，学习者能对它们进行整理，使容器摆放得下所有物品

需要的材料：

- 容器和要放入其中的物品

对看护人的指导：

- 提供一个容器和一些物品，并让学习者将物品装入到容器中

典型刺激：

- 训练：选择适合摆放的物品。3个盒子放在一个大盒子里，罐子放在一个大盒子里，毛绒玩具和7块积木放在一个小盒子里
- 测试：使用不同的盒子、袋子或罐子，并继续要求装入不同数量的物品。对于更高级的回合，还确保物品必须以特定的方式摆放，以便将不同形状的盒子装入到更大的盒子中，将毛绒玩具和书籍装入到一个盒子中

训练	测试
1	16
2	17
3	18
4	19
5	20
6	21
7	22
8	23
9	24
10	25
11	26
12	27
13	28
14	29
15	30

	引入日期	掌握日期
水平1		
水平2		

0=在多次辅助尝试后没有反应

2=多次辅助或减少刺激组合后，最终做出反应

4=最多两次辅助后，能在完整的刺激组合下做出反应

8=仅一次口头或视觉的辅助

10=在没有辅助的情况下，独立准确的反应

项目名称   模仿同伴的仿说游戏-7I

目标：
● 看到同伴使用物品做某个动作之后，学习者能模仿同伴的这个动作

需要的材料：

● 乐高积木、积木、其他偏好玩具

对看护人的指导：

● 让学习者观看同伴或模特儿用玩具做动作

● 告诉孩子："做相同的动作。"

典型刺激：

● 训练：滚球、堆积木、按按钮、拍球、转陀螺、画笑脸

● 测试：拼拼图，骑自行车，画图画，玩棋牌游戏。在测试阶段纳入新同伴

训练	测试
1	16
2	17
3	18
4	19
5	20
6	21
7	22
8	23
9	24
10	25
11	26
12	27
13	28
14	29
15	30

	引入日期	掌握日期
水平 1		
水平 2		

0＝在多次辅助尝试后没有反应
2＝多次辅助或减少刺激组合后，最终做出反应
4＝最多两次辅助后，能在完整的刺激组合下做出反应
8＝仅一次口头或视觉的辅助
10＝在没有辅助的情况下，独立准确的反应

项目名称　　概括特征-7J

目标：
- 观察一组正确的示例和不正确的示例之后，学习者能对共同特征命名

需要的材料：
- 各种物体、人、动物和地方的图片卡

对看护人的指导：
- 拿出 10 张卡片，其中许多卡片有一个共同的特征，有些则没有。指着一张卡片说："是，还是不是？"在学习者回答后，指出他们是否正确，并问："你知道这个特征吗？"
- 继续下一张卡片，直到他们掌握了共同的特征

典型刺激：
- 训练：皮毛、毛发、橙色、高、重、两条腿
- 测试：使用不同的特征，例如条纹、木制的、塑料、羽毛

训练	测试
1	16
2	17
3	18
4	19
5	20
6	21
7	22
8	23
9	24
10	25
11	26
12	27
13	28
14	29
15	30

	引入日期	掌握日期
水平 1		
水平 2		

0＝在多次辅助尝试后没有反应

2＝多次辅助或减少刺激组合后，最终做出反应

4＝最多两次辅助后，能在完整的刺激组合下做出反应

8＝仅一次口头或视觉的辅助

10＝在没有辅助的情况下，独立准确的反应

项目名称　　听众可信度-7K

目标：

- 当呈现一个场景时，学习者能根据某人说的话，来决定某件事是否可能

需要的材料：

- 无

对看护人的指导：

- 说："(某人)告诉你(某一事实或指令)。你能确定这是真的吗？"

典型刺激：

- 训练：医生告诉你要运动(相信)，你妈妈说多睡觉是好的(相信)，一个陌生人说他认识你的父母(怀疑)

- 测试：使用不同的示例。你的牙医告诉你要多运动(也许)，一个陌生人告诉你肯塔基州的草是蓝色的(怀疑/也许)，一个同伴告诉你明天会下雨(有点相信)

训练	测试
1	16
2	17
3	18
4	19
5	20
6	21
7	22
8	23
9	24
10	25
11	26
12	27
13	28
14	29
15	30

	引入日期	掌握日期
水平1		
水平2		

0＝在多次辅助尝试后没有反应

2＝多次辅助或减少刺激组合后，最终做出反应

4＝最多两次辅助后，能在完整的刺激组合下做出反应

8＝仅一次口头或视觉的辅助

10＝在没有辅助的情况下，独立准确的反应

项目名称　　声音仿说：语速和音量-7L

目标：

- 以特定的语速或音量呈现一个单词，学习者能以同样的语速或音量进行模仿

需要的材料：

- 孩子熟悉的同伴，其他成年人，或男娃娃和女娃娃

对看护人的指导：

- 说："这样做"，然后大声地、轻柔地、快速地或缓慢地哼或说一个单词

典型刺激：

- 训练：大声地说，快速地说，轻柔地说，缓慢地说，大声地—缓慢地—快速地说，快速地—大声地说

- 测试：使用不同声音来源和顺序进行模仿。大声的声音如大音量的爆炸声，快速的声音如快速的拉链声，按顺序大声地说—轻柔地说—再大声地说

训练	测试
1	16
2	17
3	18
4	19
5	20
6	21
7	22
8	23
9	24
10	25
11	26
12	27
13	28
14	29
15	30

	引入日期	掌握日期
水平 1		
水平 2		

0=在多次辅助尝试后没有反应

2=多次辅助或减少刺激组合后，最终做出反应

4=最多两次辅助后，能在完整的刺激组合下做出反应

8=仅一次口头或视觉的辅助

10=在没有辅助的情况下，独立准确的反应

项目名称　　**修正动作：纠正他人-8A**

目标：
● 在看到指导者或同伴错误地使用一个物品后，学习者能演示正确使用该物品的方法

需要的材料：

● 每天活动中使用的各种常见物品

对看护人的指导：

● 取一个物品，并对其执行不正确的常见操作。让学习者可以告诉你如何正确地做这件事

典型刺激：

● 训练：在没拧开盖子的情况下倒果汁，用铅笔的尾端写字，吃没开包装的饼干

● 测试：使用不同的动作。试着坐在倒过来的椅子上，试着用叉子尾端叉东西

训练	测试
1	16
2	17
3	18
4	19
5	20
6	21
7	22
8	23
9	24
10	25
11	26
12	27
13	28
14	29
15	30

	引入日期	掌握日期
水平 1		
水平 2		

0＝在多次辅助尝试后没有反应
2＝多次辅助或减少刺激组合后，最终做出反应
4＝最多两次辅助后，能在完整的刺激组合下做出反应
8＝仅一次口头或视觉的辅助
10＝在没有辅助的情况下，独立准确的反应

项目名称　　命名：用副词描述动作-8B

目标：
● 看到别人完成一个任务后，学习者在描述这个动作时能使用副词

需要的材料：
● 在正在进行的场景或视频中有多个个体/同伴

对看护人的指导：
● 引导学习者看着另一个人，问："他/她现在在做什么?"然后问："他/她(动作)怎么样?"

典型刺激：
● 训练：跑得快，安静地坐着，大声说话
● 测试：使用比较忙碌的状态。愉快地交谈，大笑，安静地倾听

训练	测试
1	16
2	17
3	18
4	19
5	20
6	21
7	22
8	23
9	24
10	25
11	26
12	27
13	28
14	29
15	30

	引入日期	掌握日期
水平1		
水平2		

0 = 在多次辅助尝试后没有反应
2 = 多次辅助或减少刺激组合后，最终做出反应
4 = 最多两次辅助后，能在完整的刺激组合下做出反应
8 = 仅一次口头或视觉的辅助
10 = 在没有辅助的情况下，独立准确的反应

项目名称　　隐喻性的命名扩展-8C

目标：

* 展示一幅新的图片，学习者能用明喻或暗喻来描述它

需要的材料：

* 新颖的刺激或美术品的图片

对看护人的指导：

* 向学习者展示一幅新颖的图片，或者指向一幅美术作品中的特定刺激。指出一个特定的特征，并询问该特征与其他特征有何相似之处

典型刺激：

* 训练：软管的形状像什么？-蛇；篮球看起来像什么？-带条纹的大橘子；你感觉的这个云像什么？枕头

* 测试：使用相同图片的不同特征。水管的颜色像什么？鲨鱼；篮球的感觉像什么？-水痘；云看起来像什么？棉花球

训练	测试
1	16
2	17
3	18
4	19
5	20
6	21
7	22
8	23
9	24
10	25
11	26
12	27
13	28
14	29
15	30

	引入日期	掌握日期
水平 1		
水平 2		

0=在多次辅助尝试后没有反应

2=多次辅助或减少刺激组合后，最终做出反应

4=最多两次辅助后，能在完整的刺激组合下做出反应

8=仅一次口头或视觉的辅助

10=在没有辅助的情况下，独立准确的反应

项目名称　　灵活的转录-8D

目标：

- 正在写单词时，如果用新的指令打断学习者，学习者能按照指令在原来的基础上完成单词的书写并读出来

需要的材料：

- 书写工具材料

对看护人的指导：

- 说，"写（熟悉的单词）。"打断他们，告诉他们从停止的地方继续写一个不同的单词
- 当单词完成时，让学习者阅读单词

典型刺激：

- 训练：Cat-car, dog-dot, cat-cap
- 测试：使用不同的，更长的单词，在可能的情况下做不止一次改变。Happy-happen, sunshine-sunlight, twig-twice, catch-catcher-catchers

训练	测试
1	16
2	17
3	18
4	19
5	20
6	21
7	22
8	23
9	24
10	25
11	26
12	27
13	28
14	29
15	30

	引入日期	掌握日期
水平 1		
水平 2		

0＝在多次辅助尝试后没有反应

2＝多次辅助或减少刺激组合后，最终做出反应

4＝最多两次辅助后，能在完整的刺激组合下做出反应

8＝仅一次口头或视觉的辅助

10＝在没有辅助的情况下，独立准确的反应

项目名称　　　创造性：跳舞–8E

目标：
● 播放音乐时，学习者能用各种动作跳舞

需要的材料：

● 播放音乐的设备

对看护人的指导：

● 播放一些音乐并指导学习者跳舞。当歌曲播放时，提供指令来进行一系列不同的动作

典型刺激：

● 训练：挥挥手，跺跺脚，然后拍拍手；说："拍手，摇摆，然后转动你的手。"

● 测试：使用不同类型的歌曲和不同动作的顺序，并指导学习者选择自己的动作。首先挥动你的手臂，选择一个新的动作，然后跺跺你的脚。单脚跳，然后再做多于 4 个不同的动作

训练	测试
1	16
2	17
3	18
4	19
5	20
6	21
7	22
8	23
9	24
10	25
11	26
12	27
13	28
14	29
15	30

	引入日期	掌握日期
水平 1		
水平 2		

0＝在多次辅助尝试后没有反应

2＝多次辅助或减少刺激组合后，最终做出反应

4＝最多两次辅助后，能在完整的刺激组合下做出反应

8＝仅一次口头或视觉的辅助

10＝在没有辅助的情况下，独立准确的反应

项目名称　　画虚构的动物-8F

目标：

● 给与两种或两种以上的动物描述，学习者能画出一个独特的具有组合特征的动物

需要的材料：

● 纸和绘画用具

对看护人的指导：

● 通过说"画一个有(另一个动物的特征)的(动物)"来让学习者来勾画一个新的动物

典型刺激：

● 训练：画一只有乌龟壳的鸟，画一条有象鼻的鳄鱼，画一只有蛇身的老鼠

● 测试：添加更多的组合。画一只有翅膀和牛角的猫，画一条有手臂和鹿角的蛇，画一条有羽毛和牛鼻的鱼

训练	测试
1	16
2	17
3	18
4	19
5	20
6	21
7	22
8	23
9	24
10	25
11	26
12	27
13	28
14	29
15	30

	引入日期	掌握日期
水平1		
水平2		

0＝在多次辅助尝试后没有反应

2＝多次辅助或减少刺激组合后，最终做出反应

4＝最多两次辅助后，能在完整的刺激组合下做出反应

8＝仅一次口头或视觉的辅助

10＝在没有辅助的情况下，独立准确的反应

项目名称　　**数学拼图：高阶模式-8G**

目标：
• 呈现一组有规律的数字，学习者能填入缺失的数字

需要的材料：

• 带有这种类型的数学拼图的标记板或工作表

对看护人的指导：

• 用 1-3 个空格组成一个数字模式。指导学习者完成模式

典型刺激：

• 训练：1、2、3、_、_（每次加 1）；4、7、10、_、_（每次加 3）；1、2、4、8、_、_（每次加倍）；10、8、6、_、_（每次减 2）

• 测试：使用不同的模式并在模式的空白位置填写数字。1、_、3、4（加 1）；99、88、77、_（减去 11）；1、1、2、2、3、3、_、_、5、5（两个相同的数字后加 1）

训练	测试
1	16
2	17
3	18
4	19
5	20
6	21
7	22
8	23
9	24
10	25
11	26
12	27
13	28
14	29
15	30

	引入日期	掌握日期
水平 1		
水平 2		

0=在多次辅助尝试后没有反应
2=多次辅助或减少刺激组合后，最终做出反应
4=最多两次辅助后，能在完整的刺激组合下做出反应
8=仅一次口头或视觉的辅助
10=在没有辅助的情况下，独立准确的反应

项目名称　　**命名：方向-8H**

目标：
- 呈现一个罗盘玫瑰，学习者能从中心位置确定物品摆放的方向

需要的材料：
- 罗盘或画好的罗盘玫瑰

对看护人的指导：
- 在桌子上放一个罗盘，周围放一些物品。问学习者一件物品是罗盘的哪个方向

典型刺激：
- 训练：瓶子放在桌子边缘的正东方，蜡烛放在正北方，玩具车放在正西方
- 测试：增加放置的物品，改变物品与罗盘的距离。把积木放在西南方向，把泰迪熊放在东北方向，呈现一张你所在位置的地图，并询问物品的方向

训练	测试
1	16
2	17
3	18
4	19
5	20
6	21
7	22
8	23
9	24
10	25
11	26
12	27
13	28
14	29
15	30

	引入日期	掌握日期
水平1		
水平2		

0＝在多次辅助尝试后没有反应

2＝多次辅助或减少刺激组合后，最终做出反应

4＝最多两次辅助后，能在完整的刺激组合下做出反应

8＝仅一次口头或视觉的辅助

10＝在没有辅助的情况下，独立准确的反应

项目名称　　**数学和时间-8I**

目标：

- 读完时钟中的时间后，学习者能计算出从现在到另一个目标时间必须经过多少时间

需要的材料：

- 模拟时钟或纸钟的图片

对看护人的指导：

- 设置一个时钟，问孩子："现在几点了？"在做出正确的回答后，问他们到某个时间点需要多长时间

典型刺激：

- 训练：下午1时至2时，下午4时30分至5时，上午7时至7时15分
- 测试：使用不同的时间，并用上午和下午进行交叉测试。下午1时至凌晨1时，下午3时07分至下午4时，下午2时20分至2时35分

训练	测试
1	16
2	17
3	18
4	19
5	20
6	21
7	22
8	23
9	24
10	25
11	26
12	27
13	28
14	29
15	30

	引入日期	掌握日期
水平1		
水平2		

0＝在多次辅助尝试后没有反应

2＝多次辅助或减少刺激组合后，最终做出反应

4＝最多两次辅助后，能在完整的刺激组合下做出反应

8＝仅一次口头或视觉的辅助

10＝在没有辅助的情况下，独立准确的反应

项目名称　　我做错了什么? -8J

目标:
● 演示一个不正确的行为,学习者能识别出不正确的动作

需要的材料:
● 完成基本任务所需的各种材料

对看护人的指导:
● 不正确地执行一些基本任务,并询问学习者你做错了什么

典型刺激:
● 训练:用带盖子的钢笔写字,不拧开盖子倒果汁,用橡皮擦写字
● 测试:使用不同的示例,有时不正确地执行多个操作。往错误的方向拧瓶盖,拉开需要拧开的瓶盖,用倒过来的锤子锤钉子并故意不锤中钉子

训练	测试
1	16
2	17
3	18
4	19
5	20
6	21
7	22
8	23
9	24
10	25
11	26
12	27
13	28
14	29
15	30

	引入日期	掌握日期
水平1		
水平2		

0=在多次辅助尝试后没有反应
2=多次辅助或减少刺激组合后,最终做出反应
4=最多两次辅助后,能在完整的刺激组合下做出反应
8=仅一次口头或视觉的辅助
10=在没有辅助的情况下,独立准确的反应

项目名称　　通过字母的发音进行指认-8K

目标：

- 呈现一组图片，学习者能识别与特定字母相对应的图片

需要的材料：

- 各种各样的物体，或物体、人物或地方的图片

对看护人的指导：

- 呈现2-7张为一组的图片，然后说："哪一张图以字母(某个具体字母)开头？"

典型刺激：

- 训练：奶牛、海狸、棒球、书、奶酪
- 测试：使用不同的图片，例如长颈鹿、山羊、建筑物、锤子

训练	测试
1	16
2	17
3	18
4	19
5	20
6	21
7	22
8	23
9	24
10	25
11	26
12	27
13	28
14	29
15	30

	引入日期	掌握日期
水平1		
水平2		

0＝在多次辅助尝试后没有反应

2＝多次辅助或减少刺激组合后，最终做出反应

4＝最多两次辅助后，能在完整的刺激组合下做出反应

8＝仅一次口头或视觉的辅助

10＝在没有辅助的情况下，独立准确的反应

项目名称　　概括：故事类型-8L

目标：

- 在听完一个短篇故事后，学习者能通过概括特质来命名这个故事的文学类型

需要的材料：

- 不同类型的短篇故事

对看护人的指导：

- 读一篇短篇故事或短篇故事的一部分。读完后，问"这是什么类型的故事？"

典型刺激：

- 训练：使用几个不同类型的示例。哈迪男孩（Hardy Boys）（悬疑类）、一个关于二战的故事（非虚构类）、哈利波特（Harry Potter）（魔幻类）
- 测试：使用相同类型的不同示例。妙探寻凶（Clue）（悬疑类）、一个关于亚伯拉罕 • 林肯（Abraham Lincoln）的故事（非虚构类）、星球大战（Star Wars）（科幻类）

训练	测试
1	16
2	17
3	18
4	19
5	20
6	21
7	22
8	23
9	24
10	25
11	26
12	27
13	28
14	29
15	30

	引入日期	掌握日期
水平 1		
水平 2		

0=在多次辅助尝试后没有反应

2=多次辅助或减少刺激组合后，最终做出反应

4=最多两次辅助后，能在完整的刺激组合下做出反应

8=仅一次口头或视觉的辅助

10=在没有辅助的情况下，独立准确的反应

项目名称　　问"谁"-8M

目标：

- 学习者能使用"谁?"的问题来获得关于人的信息

需要的材料：

- 用于基本任务或活动的各种材料

对看护人的指导：

- 告诉学习者对某人去做某个动作，给某人东西、或从有某样东西的人那里得到这个东西。要求学习者使用"谁"的问题来找到应该能与之互动的正确人选

典型刺激：

- 训练：向指导者打招呼，向同伴挥手，和一个玩偶击掌
- 测试：对现场的其他人进行不同的任务。和指导者击掌，把胶水给同伴，与玩偶握手

训练	测试
1	16
2	17
3	18
4	19
5	20
6	21
7	22
8	23
9	24
10	25
11	26
12	27
13	28
14	29
15	30

	引入日期	掌握日期
水平 1		
水平 2		

0=在多次辅助尝试后没有反应

2=多次辅助或减少刺激组合后，最终做出反应

4=最多两次辅助后，能在完整的刺激组合下做出反应

8=仅一次口头或视觉的辅助

10=在没有辅助的情况下，独立准确的反应

项目名称　　单词中的字母发音-8N

目标：
- 呈现一个单词，学习者能读出该单词中特定的字母或音节

需要的材料：
- 书面单词

对看护人的指导：
- 给学习者展示一个单词，其中目标字母标有下划线。指导者说"读"，然后指向划线部分。指导者请务必阅读单词的非下划线部分，并在学习者正确回答后陈述整个单词

典型刺激：
- 训练：Bowl, Boom, Sand, Said, Cat
- 测试：使用更长的单词，并要求单词的更多部分被读出来。Bowling, Boomer, Kites, Hopping

训练	测试
1	16
2	17
3	18
4	19
5	20
6	21
7	22
8	23
9	24
10	25
11	26
12	27
13	28
14	29
15	30

	引入日期	掌握日期
水平1		
水平2		

0＝在多次辅助尝试后没有反应

2＝多次辅助或减少刺激组合后，最终做出反应

4＝最多两次辅助后，能在完整的刺激组合下做出反应

8＝仅一次口头或视觉的辅助

10＝在没有辅助的情况下，独立准确的反应

项目名称　　用形容词命名-9A

目标：

● 描述一个物体或人的时候，学习者能使用形容词来表达意思

需要的材料：

● 常见的物品，物体或人的图片

对看护人的指导：

● 显示物体或图片。说，"这是什么？"在学习者给物体命名之后，问"它是什么样的(物体)？"

典型刺激：

● 训练：高个子的男人、幼小的狗、蓝色的鸭子

● 测试：使用不同的物体和人。矮个子的女人，壮实的孩子，毛茸茸的山羊

训练	测试
1	16
2	17
3	18
4	19
5	20
6	21
7	22
8	23
9	24
10	25
11	26
12	27
13	28
14	29
15	30

	引入日期	掌握日期
水平1		
水平2		

0＝在多次辅助尝试后没有反应

2＝多次辅助或减少刺激组合后，最终做出反应

4＝最多两次辅助后，能在完整的刺激组合下做出反应

8＝仅一次口头或视觉的辅助

10＝在没有辅助的情况下，独立准确的反应

项目名称　　概念：社会工作者-9B

目标：
● 呈现一组图片，学习者能用关键特征来识别特定的社会工作者

需要的材料：
● 几张各种不同类型的社会工作者的图片，其他刺激物的卡

对看护人的指导：
● 呈现3-5张为一组的社会工作者图片，并说："指一指。"(社会工作者)

典型刺激：
● 训练：消防员、护士、医生、邮递员、建筑工人、老师、图书管理员、清洁工、交通指挥员或其他人员的例子
● 测试：使用社会工作者的其他标识。红色(消防员)、橙色(建筑工人)、一本书(老师)

训练	测试
1	16
2	17
3	18
4	19
5	20
6	21
7	22
8	23
9	24
10	25
11	26
12	27
13	28
14	29
15	30

	引入日期	掌握日期
水平1		
水平2		

0＝在多次辅助尝试后没有反应
2＝多次辅助或减少刺激组合后，最终做出反应
4＝最多两次辅助后，能在完整的刺激组合下做出反应
8＝仅一次口头或视觉的辅助
10＝在没有辅助的情况下，独立准确的反应

项目名称　　　**高阶大运动技能：篮球-9C**

目标：

- 告知学习者要从不同的距离和角度把球投进篮框或篮子时，学习者能成功地做到这个动作

需要的材料：

- 球和目标篮框(盒子、垃圾桶或类似的物品)

对看护人的指导：

- 在学习者面前放置目标物。让孩子扔一个球进去，移动目标物，使它变近、变远、角度不同

典型刺激：

- 训练：球和水桶、垃圾桶、大的容器。把目标物往后移
- 测试：使用不同的物品投掷，以及更远或更多的间接投篮。当学习者正在瞄准时，前后移动目标物

训练	测试
1	16
2	17
3	18
4	19
5	20
6	21
7	22
8	23
9	24
10	25
11	26
12	27
13	28
14	29
15	30

	引入日期	掌握日期
水平 1		
水平 2		

0＝在多次辅助尝试后没有反应

2＝多次辅助或减少刺激组合后，最终做出反应

4＝最多两次辅助后，能在完整的刺激组合下做出反应

8＝仅一次口头或视觉的辅助

10＝在没有辅助的情况下，独立准确的反应

项目名称   解决问题：井字棋-9D

目标：
● 玩井字棋时，学习者能使用对策来获胜

需要的材料：
● 纸，书写工具

对看护人的指导：
● 填充一副井字棋，只剩下 3 个空格，学习者必须采取特定的一步才能获胜。说："轮到你了。"

典型刺激：
● 训练：留出空格，让学习者必须做出 1-2 个特定的步骤才能获胜
● 测试：留下更多的空格，这样需要更多的轮回才能获胜

训练	测试
1	16
2	17
3	18
4	19
5	20
6	21
7	22
8	23
9	24
10	25
11	26
12	27
13	28
14	29
15	30

	引入日期	掌握日期
水平 1		
水平 2		

0=在多次辅助尝试后没有反应
2=多次辅助或减少刺激组合后，最终做出反应
4=最多两次辅助后，能在完整的刺激组合下做出反应
8=仅一次口头或视觉的辅助
10=在没有辅助的情况下，独立准确的反应

项目名称　　　**对面部表情的反应-9E**

目标：
● 呈现一个面部表情时，学习者能对相应的情绪做出恰当的反应
需要的材料：
● 展示情绪的图片或视频
对看护人的指导：
● 呈现一个人表达情感的图片或视频。问："你可以对这个人说什么？"
典型刺激：
● 训练：愤怒—走开。快乐—你好！悲伤—你还好吗？
● 测试：在不同的视频和图片中使用相同的情绪。愤怒—逃避。快乐—你今天怎么样？悲伤——一切都还好吗？

训练	测试
1	16
2	17
3	18
4	19
5	20
6	21
7	22
8	23
9	24
10	25
11	26
12	27
13	28
14	29
15	30

	引入日期	掌握日期
水平 1		
水平 2		

0＝在多次辅助尝试后没有反应
2＝多次辅助或减少刺激组合后，最终做出反应
4＝最多两次辅助后，能在完整的刺激组合下做出反应
8＝仅一次口头或视觉的辅助
10＝在没有辅助的情况下，独立准确的反应

项目名称　　概括复杂模式-9F

目标：

- 呈现相似物品的排列模式，学习者能确定相关的特征来延续这种模式

需要的材料：

- 不同特征交叉的各种物体或图片

对看护人的指导：

- 呈现一个物品序列，这个序列中将要出现的下一个正确物品，取决于刺激物的某个特定特征。呈现一组刺激物，然后问："下一个是哪个?"

典型刺激：

- 训练：红色的花—黄色的花—蓝色的花—白色的花—(下一朵花)，绿色的正方形—红色的三角形—绿色的树—红色的马—(绿色的东西)
- 测试：使用更复杂的模式和不同的关键特征。马—斑马—大象—(四条腿的动物)，红色的正方形—白色的菱形—蓝色的梯形—(四边形的物品)

训练	测试
1	16
2	17
3	18
4	19
5	20
6	21
7	22
8	23
9	24
10	25
11	26
12	27
13	28
14	29
15	30

	引入日期	掌握日期
水平1		
水平2		

0=在多次辅助尝试后没有反应

2=多次辅助或减少刺激组合后，最终做出反应

4=最多两次辅助后，能在完整的刺激组合下做出反应

8=仅一次口头或视觉的辅助

10=在没有辅助的情况下，独立准确的反应

项目名称　　**按功能识别房间-9G**

目标：

● 展示一组房间的图片，学习者能根据它们的用途来识别房间

需要的材料：

● 不同房间的各种图片(如家庭、学校、医生办公室的房间图片)

对看护人的指导：

● 列出 2-7 张图片或平面图或房间，然后说："你在哪个房间(功能)？"

典型刺激：

● 训练：在卧室睡觉，在厨房吃零食，在浴室洗澡

● 测试：使用新的功能。在厨房放食品，在卧室叠衣服，在浴室/淋浴间唱歌

训练	测试
1	16
2	17
3	18
4	19
5	20
6	21
7	22
8	23
9	24
10	25
11	26
12	27
13	28
14	29
15	30

	引入日期	掌握日期
水平 1		
水平 2		

0＝在多次辅助尝试后没有反应

2＝多次辅助或减少刺激组合后，最终做出反应

4＝最多两次辅助后，能在完整的刺激组合下做出反应

8＝仅一次口头或视觉的辅助

10＝在没有辅助的情况下，独立准确的反应

项目名称　　仿说：节奏-9H

目标：

- 提供鼓和鼓槌时，学习者能模仿特定的节奏

需要的材料：

- 鼓和鼓槌

对看护人的指导：

- 说，"这样做"，保持一定的节奏打击4~8次

典型刺激：

- 训练：打—停—打—停，4次快速打击，4次慢速打击
- 测试：使用更复杂的打和停的序列。打—停—停—打—打—停—停—打，2次快速打击和2次慢速打击

训练	测试
1	16
2	17
3	18
4	19
5	20
6	21
7	22
8	23
9	24
10	25
11	26
12	27
13	28
14	29
15	30

	引入日期	掌握日期
水平1		
水平2		

0＝在多次辅助尝试后没有反应

2＝多次辅助或减少刺激组合后，最终做出反应

4＝最多两次辅助后，能在完整的刺激组合下做出反应

8＝仅一次口头或视觉的辅助

10＝在没有辅助的情况下，独立准确的反应

项目名称　　识别感官的感受-9I

目标：

● 展示一组感觉的图片，学习者能识别出目标感觉

需要的材料：

● 与感官的感受相对应的物品图片

对看护人的指导：

● 将 3-7 张与感官的感受相对应的物品图片放在桌面上。说"给我看看(感官的感受)。"

典型刺激：

● 训练：粗糙不平(砂纸)、粗糙扎人(毛织品)、冷(冰)

● 测试：使用不同的图片和不同的感觉，或者相同的感觉但不同的图片，用泰迪熊敲玩具钉子，用锤子梳头发

训练	测试
1	16
2	17
3	18
4	19
5	20
6	21
7	22
8	23
9	24
10	25
11	26
12	27
13	28
14	29
15	30

	引入日期	掌握日期
水平 1		
水平 2		

0＝在多次辅助尝试后没有反应

2＝多次辅助或减少刺激组合后，最终做出反应

4＝最多两次辅助后，能在完整的刺激组合下做出反应

8＝仅一次口头或视觉的辅助

10＝在没有辅助的情况下，独立准确的反应

项目名称　　估计量-9J

目标：

- 当指导者给出一个估计量时，学习者能给出一个相对的估计量

需要的材料：

- 各种各样的容器
- 装在容器里的物体/液体，如弹珠

对看护人的指导：

- 显示物体和容器。你可以说："我打赌(数字)能装进去。你觉得多少合适？"
- 让学习者填满容器并计数

典型刺激：

- 训练：小罐子和弹珠，另外的小罐子和弹珠，一个盒子和多米诺骨牌
- 测试：使用新的物品和容器。小盒子和硬币，另外的小袋子和弹珠，成堆的很多勺沙子

训练	测试
1	16
2	17
3	18
4	19
5	20
6	21
7	22
8	23
9	24
10	25
11	26
12	27
13	28
14	29
15	30

	引入日期	掌握日期
水平1		
水平2		

0＝在多次辅助尝试后没有反应

2＝多次辅助或减少刺激组合后，最终做出反应

4＝最多两次辅助后，能在完整的刺激组合下做出反应

8＝仅一次口头或视觉的辅助

10＝在没有辅助的情况下，独立准确的反应

项目名称　　流畅度：命名名词和动词的组合-9K

目标：

- 呈现一些动作的图片，学习者能快速准确地给这些动作贴上标签

需要的材料：

- 正在做/正在完成各种动作的动物、物体、车辆的图片

对看护人的指导：

- 呈现 1~7 张正在做某个动作的物体图片。说，"正在发生什么?"只允许在一定的时间内说出图片和动作主题的名称

典型刺激：

- 训练：使用 1~3 张图片。奔跑的马、闪烁的灯、行驶中的汽车、飞翔的鸟
- 测试：使用 3~7 张图片，只允许更少的时间。奔跑的猫、闪烁的阳光、行驶中的摩托车、飞行的飞机、游泳的人

训练	测试
1	16
2	17
3	18
4	19
5	20
6	21
7	22
8	23
9	24
10	25
11	26
12	27
13	28
14	29
15	30

	引入日期	掌握日期
水平 1		
水平 2		

0＝在多次辅助尝试后没有反应

2＝多次辅助或减少刺激组合后，最终做出反应

4＝最多两次辅助后，能在完整的刺激组合下做出反应

8＝仅一次口头或视觉的辅助

10＝在没有辅助的情况下，独立准确的反应

项目名称　　概括：猜猜是谁-9L

目标：
- 呈现一组人物的图片，学习者能通过问关于特征的问题来确定目标人物

需要的材料：
- 不同人的图片

对看护人的指导：
- 摆放5~15张人的图片。默默地选择一个人物
- 让学习者询问目标人物是否有特定的特征。要求学习者把被排除的卡片翻过来，直到学习者找到目标人物为止

典型刺激：
- 训练：典型特征包括眼镜、头发颜色、帽子、衬衫颜色等
- 测试：选择不同的目标并增加图片的数量

训练	测试
1	16
2	17
3	18
4	19
5	20
6	21
7	22
8	23
9	24
10	25
11	26
12	27
13	28
14	29
15	30

	引入日期	掌握日期
水平1		
水平2		

0=在多次辅助尝试后没有反应

2=多次辅助或减少刺激组合后，最终做出反应

4=最多两次辅助后，能在完整的刺激组合下做出反应

8=仅一次口头或视觉的辅助

10=在没有辅助的情况下，独立准确的反应

项目名称 　平衡质量-9M

目标：

● 提供一个天平秤，学习者能使用它来匹配不同物品的重量

需要的材料：

● 一定数量的不同重量的各种物品，可能需要的容器，和一个天平秤

对看护人的指导：

● 把天平秤放在桌子上，把一定数量的某种物品放在天平秤上。提供大量上述物品，并告诉学习者要使天平秤保持平衡。只允许一定的时间来平衡天平秤

典型刺激：

● 训练：5个积木—用积木平衡；1/2磅沙子—用沙子平衡

● 测试：把放在天平两边的物品混在一起，只允许更少的时间。5个积木—用沙子平衡；1/4磅垫圈—用羽毛平衡

训练	测试
1	16
2	17
3	18
4	19
5	20
6	21
7	22
8	23
9	24
10	25
11	26
12	27
13	28
14	29
15	30

	引入日期	掌握日期
水平 1		
水平 2		

0=在多次辅助尝试后没有反应

2=多次辅助或减少刺激组合后，最终做出反应

4=最多两次辅助后，能在完整的刺激组合下做出反应

8=仅一次口头或视觉的辅助

10=在没有辅助的情况下，独立准确的反应

项目名称　　　转喻的延伸-9N

目标：

- 当两个词可以互换用于特定的刺激时，学习者能对这两个词都做出反应

需要的材料：

- 无

对看护人的指导：

- 选择两个可以互换的单词。用其中一个单词做一个陈述。用另一个词问一个理解性的问题

典型刺激：

- 训练：鲍波还没动他的晚饭——他吃了多少？苏西用硬币付了账——她付了多少钞票？李力把他的座驾开回了家——他开车去了哪？
- 测试：使用不同的设置。吉姆坐飞机去犹他州——他把"鸟"骑到哪里去了？艾伦关了灯——她需要开光源还是关光源？白宫发表了一个关于战争的演讲——总统谈了些什么？

训练	测试
1	16
2	17
3	18
4	19
5	20
6	21
7	22
8	23
9	24
10	25
11	26
12	27
13	28
14	29
15	30

	引入日期	掌握日期
水平 1		
水平 2		

0=在多次辅助尝试后没有反应

2=多次辅助或减少刺激组合后，最终做出反应

4=最多两次辅助后，能在完整的刺激组合下做出反应

8=仅一次口头或视觉的辅助

10=在没有辅助的情况下，独立准确的反应

项目名称　　　流畅度：遵循指导-9O

目标：
● 提供多个可搭建的积木，学习者能快速准确地搭建形状

需要的材料：
● 积木、可堆叠的玩具或其他类似的玩具

对看护人的指导：
● 把5~15件可堆叠的物品放在桌子上
● 给予一个指令，要求学习者尽可能快地用这些积木去搭建一个特定的物体或按某种特定的模式搭建。给每个回合限定一定的完成时间

典型刺激：
● 训练：搭建一个房子，堆两个积木，做一个"L"的形状
● 测试：结合其他物体、使用新的模式和形状来搭建，只允许更少的时间。做一个"M"的形状，堆5个积木并把1个硬币放在顶上，按黄色—蓝色—黄色的顺序堆积木

训练	测试
1	16
2	17
3	18
4	19
5	20
6	21
7	22
8	23
9	24
10	25
11	26
12	27
13	28
14	29
15	30

	引入日期	掌握日期
水平1		
水平2		

0=在多次辅助尝试后没有反应
2=多次辅助或减少刺激组合后，最终做出反应
4=最多两次辅助后，能在完整的刺激组合下做出反应
8=仅一次口头或视觉的辅助
10=在没有辅助的情况下，独立准确的反应

项目名称　　流畅度：创造力-9P

目标：
- 用积木搭建一个结构后，学习者能快速准确地搭建一个新的结构

需要的材料：
- 多个不同颜色和大小的积木

对看护人的指导：
- 把5-15个积木放在桌子上，并指导学习者将它们按照特定的模式或形状排列
- 一旦学习者正确地放置了这些积木，就说，"使用所有这些积木，尽可能快地搭建新的东西。"只允许在一定的时间内使用所有可用的积木来搭建一个独特的形状

典型刺激：
- 训练：堆叠三个积木、四个积木的正方形、五个积木的线形
- 测试：使用更多的积木，给予更少的时间，并要求它们多次搭建不同的结构。把六块积木堆叠起来，排成"W"的形状

训练	测试
1	16
2	17
3	18
4	19
5	20
6	21
7	22
8	23
9	24
10	25
11	26
12	27
13	28
14	29
15	30

	引入日期	掌握日期
水平1		
水平2		

0=在多次辅助尝试后没有反应

2=多次辅助或减少刺激组合后，最终做出反应

4=最多两次辅助后，能在完整的刺激组合下做出反应

8=仅一次口头或视觉的辅助

10=在没有辅助的情况下，独立准确的反应

项目名称　　泛化加法-10A

目标：

- 呈现 100 以内的任何加法题目，学习者能解出等式

需要的材料：

- 数学抽认卡，或标记板和马克笔

对看护人的指导：

- 呈现一个 100 以内的加法问题。要求学习者解决问题

典型刺激：

- 训练：4+3，5+2，8+9，22+5，70+8
- 测试：使用不同的等式，有时包括多重加法。3+4，2+5，19+4，22+5+1+1，55+10

训练	测试
1	16
2	17
3	18
4	19
5	20
6	21
7	22
8	23
9	24
10	25
11	26
12	27
13	28
14	29
15	30

	引入日期	掌握日期
水平 1		
水平 2		

0＝在多次辅助尝试后没有反应

2＝多次辅助或减少刺激组合后，最终做出反应

4＝最多两次辅助后，能在完整的刺激组合下做出反应

8＝仅一次口头或视觉的辅助

10＝在没有辅助的情况下，独立准确的反应

项目名称　　不同测量度-10B

目标:

- 给与一张地图和一个比例尺, 学习者能估算出地点之间的距离

需要的材料:

- 包含距离比例尺的不同尺度地图

对看护人的指导:

- 提供一个包含距离比例尺的地图。让学习者估计两个地方或地标之间的距离

典型刺激:

- 训练: 使用1张地图。芝加哥到纽约, 爱荷华到爱达荷, 加拿大到墨西哥
- 测试: 使用不同比例的地图。黑板到门口, 法国到美国, 你的小镇到学校所在的小镇

训练	测试
1	16
2	17
3	18
4	19
5	20
6	21
7	22
8	23
9	24
10	25
11	26
12	27
13	28
14	29
15	30

	引入日期	掌握日期
水平1		
水平2		

0=在多次辅助尝试后没有反应

2=多次辅助或减少刺激组合后, 最终做出反应

4=最多两次辅助后, 能在完整的刺激组合下做出反应

8=仅一次口头或视觉的辅助

10=在没有辅助的情况下, 独立准确的反应

项目名称　　　延迟命名图片-10C

目标：

- 显示几张图片一段时间，然后再隐藏一段时间之后，学习者能命名这个图片

需要的材料：

- 各种图片卡

对看护人的指导：

- 把 1~7 张图片放在桌子上，给学习者一定的时间来看这些图片。移开卡片，说："等等。"

- 说，"你之前看过什么图片？"

典型刺激：

- 训练：用较少的、相关的物品。猫、狗、奶牛、长颈鹿

- 测试：用一大组不相关的物品。领带、汽车、香蕉、鞋子、披萨

训练	测试
1	16
2	17
3	18
4	19
5	20
6	21
7	22
8	23
9	24
10	25
11	26
12	27
13	28
14	29
15	30

	引入日期	掌握日期
水平 1		
水平 2		

0＝在多次辅助尝试后没有反应

2＝多次辅助或减少刺激组合后，最终做出反应

4＝最多两次辅助后，能在完整的刺激组合下做出反应

8＝仅一次口头或视觉的辅助

10＝在没有辅助的情况下，独立准确的反应

项目名称　　转录：连线画图-10D

目标：

● 给与两个或更多点和一条指令时，学习者能用直线连接它们

需要的材料：

● 铅笔和多张纸

对看护人的指导：

● 画两个或更多的点，然后说，"把这些点连起来。"

典型刺激：

● 训练：1~10个点为随机的模式或形成某个物体的模式

● 测试：使用不同的模式，把一些点放在一起靠得很近；把一些点放得很分散

训练	测试
1	16
2	17
3	18
4	19
5	20
6	21
7	22
8	23
9	24
10	25
11	26
12	27
13	28
14	29
15	30

	引入日期	掌握日期
水平1		
水平2		

0=在多次辅助尝试后没有反应

2=多次辅助或减少刺激组合后，最终做出反应

4=最多两次辅助后，能在完整的刺激组合下做出反应

8=仅一次口头或视觉的辅助

10=在没有辅助的情况下，独立准确的反应

项目名称　　逐字读：二合字母–10E

目标：

● 读包含二合字母的单词，学习者能正确地读单词

需要的材料：

● 包含二合字母的单词抽认卡

对看护人的指导：

● 呈现一个单词，说："这个怎么读？"

典型刺激：

● 训练：使用包含 sh、ck、ch、gh、ph、th、ck 和 nk。Sink, shoe, enough, phone

● 测试：使用包含相同二合字母的不同单词。Think, shine, telephone, shock, than

训练	测试
1	16
2	17
3	18
4	19
5	20
6	21
7	22
8	23
9	24
10	25
11	26
12	27
13	28
14	29
15	30

	引入日期	掌握日期
水平 1		
水平 2		

0＝在多次辅助尝试后没有反应

2＝多次辅助或减少刺激组合后，最终做出反应

4＝最多两次辅助后，能在完整的刺激组合下做出反应

8＝仅一次口头或视觉的辅助

10＝在没有辅助的情况下，独立准确的反应

项目名称　　计划/连锁的中断–10F

目标：

- 开始一个任务后，被打断，去完成另一个任务，之后学习者能完成原来的任务

需要的材料：

- 完成基本任务的各种材料

对看护人的指导：

- 给予完成任务的指令。学习者开始后，下指令让他们完成另一项任务。当学习者完成第二个任务时，说："很好，现在全部完成。"

典型刺激：

- 训练：把书堆叠起来，写一个句子，把书收起来，大声读一个数字
- 测试：用需要更多时间来完成的任务，尤其是用来中断的任务。在单词搜索中找到"奶酪"，数到30，写2句话，堆8个积木

训练	测试
1	16
2	17
3	18
4	19
5	20
6	21
7	22
8	23
9	24
10	25
11	26
12	27
13	28
14	29
15	30

	引入日期	掌握日期
水平1		
水平2		

0＝在多次辅助尝试后没有反应
2＝多次辅助或减少刺激组合后，最终做出反应
4＝最多两次辅助后，能在完整的刺激组合下做出反应
8＝仅一次口头或视觉的辅助
10＝在没有辅助的情况下，独立准确的反应

项目名称　　**用不同工具转录-10G**

目标：
● 告诉写一个单词时，学习者能使用多种工具来写

需要的材料：

● 纸/铅笔，马克笔，蜡笔，粉笔，其他书写材料

对看护人的指导：

● 提供一些书写的材料，并说："写（字母、数字或单词）。"

典型刺激：

● 训练：使用铅笔，马克笔，彩色铅笔

● 测试：使用更多非典型的书写方法。在桌上的剃须膏，一盘沙子和木棍，杂志上的文字和剪刀

训练	测试
1	16
2	17
3	18
4	19
5	20
6	21
7	22
8	23
9	24
10	25
11	26
12	27
13	28
14	29
15	30

	引入日期	掌握日期
水平 1		
水平 2		

0=在多次辅助尝试后没有反应
2=多次辅助或减少刺激组合后，最终做出反应
4=最多两次辅助后，能在完整的刺激组合下做出反应
8=仅一次口头或视觉的辅助
10=在没有辅助的情况下，独立准确的反应

项目名称　　解决问题：形状组合-10H

目标：
- 给与一组形状，学习者能组合这些形状以形成新的形状

需要的材料：
- 剪出形状或形状卡

对看护人的指导：
- 给学习者一小组形状（完成任务的形状卡和一些额外的形状卡）。说："用一些形状卡做一个（形状）。"

典型刺激：
- 训练：正方形由四个三角形组成，一个大正方形由四个正方形组成，正方形由一个正方形和四个三角形组成，一个长方形由两个正方形组成
- 测试：使用更多的形状卡，包括更多的干扰物，并使用不同的形状。房子由三角形和正方形组成，正方形由菱形和三角形组成，星星由八角形和三角形组成

训练	测试
1	16
2	17
3	18
4	19
5	20
6	21
7	22
8	23
9	24
10	25
11	26
12	27
13	28
14	29
15	30

	引入日期	掌握日期
水平1		
水平2		

0＝在多次辅助尝试后没有反应

2＝多次辅助或减少刺激组合后，最终做出反应

4＝最多两次辅助后，能在完整的刺激组合下做出反应

8＝仅一次口头或视觉的辅助

10＝在没有辅助的情况下，独立准确的反应

项目名称　　　**基本标点符号-10I**

目标：
● 给一个句子，学习者能在句末加上适当的标点符号

需要的材料：
● 写有各种各样的书面句子的纸，每一句结尾缺少标点符号

对看护人的指导：
● 给学习者看一个句子，并说："在句子的末尾加上正确的标点符号。"

典型刺激：
● 训练：使用每种类型的几个例句。浴室在哪里？祝你玩得开心！花生是棕褐色的
● 测试：使用每种类型的不同句子。回家。去商店怎么走？我喜欢花生！

训练	测试
1	16
2	17
3	18
4	19
5	20
6	21
7	22
8	23
9	24
10	25
11	26
12	27
13	28
14	29
15	30

	引入日期	掌握日期
水平 1		
水平 2		

0＝在多次辅助尝试后没有反应
2＝多次辅助或减少刺激组合后，最终做出反应
4＝最多两次辅助后，能在完整的刺激组合下做出反应
8＝仅一次口头或视觉的辅助
10＝在没有辅助的情况下，独立准确的反应

项目名称　　连锁"什么"的问题–10J

目标：

- 学习者能使用恰当的"什么"问题来澄清模棱两可的情况

需要的材料：

- 基本任务或活动的各种材料

对看护人的指导：

- 告诉学习者做一个模棱两可的动作。要求他们使用一系列"什么"问题来找出完成任务的正确方法和使用什么物品

典型刺激：

- 训练：拿着我的东西(什么/哪里)，跳到某个地方(怎么/哪里)，低声说，"击掌的人"(什么/谁)
- 测试：使用不同的指令和需要更多问题的指令。我藏起我的东西，我需要把它排列在桌子上(哪里/怎样/什么)。把材料摆成一排放在那边(什么/哪里)

训练	测试
1	16
2	17
3	18
4	19
5	20
6	21
7	22
8	23
9	24
10	25
11	26
12	27
13	28
14	29
15	30

	引入日期	掌握日期
水平1		
水平2		

0＝在多次辅助尝试后没有反应

2＝多次辅助或减少刺激组合后，最终做出反应

4＝最多两次辅助后，能在完整的刺激组合下做出反应

8＝仅一次口头或视觉的辅助

10＝在没有辅助的情况下，独立准确的反应

项目名称　　概括：功能性质-10K

目标：
● 给与不合适的工具去完成某项任务，学习者能使用更合适的工具去完成这项任务

需要的材料：
● 各种玩具和功能刺激物

对看护人的指导：
● 分配任务并提供两个不合适的工具，但其中一个工具比另一个好，供他选择其中一个并用它来完成任务

典型刺激：
● 训练：敲玩具钉子：书还是泰迪熊？给自己扇风：毛巾还是木头？撞倒保龄球瓶：篮球还是文件夹？
● 测试：使用不同的任务和物品。拿着弹珠：勺子还是书？给自己扇风：纸还是泰迪熊？叠层：毛绒玩具还是球？

训练	测试
1	16
2	17
3	18
4	19
5	20
6	21
7	22
8	23
9	24
10	25
11	26
12	27
13	28
14	29
15	30

	引入日期	掌握日期
水平 1		
水平 2		

0＝在多次辅助尝试后没有反应
2＝多次辅助或减少刺激组合后，最终做出反应
4＝最多两次辅助后，能在完整的刺激组合下做出反应
8＝仅一次口头或视觉的辅助
10＝在没有辅助的情况下，独立准确的反应

项目名称　　等待-10L

目标：
● 给学习者呈现他们偏好的物品并要求其等待，学习者能标记这个物品并等着接收

需要的材料：
● 高度偏好的物品

对看护人的指导：
● 拿起一件物品或者可以吃的东西说："你想要什么？"
● 在学习者说出物品名称后，指示孩子等待
● 隐藏物品，并在预定的时间之后呈现它

典型刺激：
● 训练：为了饼干等待10秒，为了马克笔等待7秒
● 测试：延长收到物品需等待的时间，使用更多的偏好物，或者将物品放在视线之内。为了玩偶等一分钟，为了多米诺骨牌等两分钟

训练	测试
1	16
2	17
3	18
4	19
5	20
6	21
7	22
8	23
9	24
10	25
11	26
12	27
13	28
14	29
15	30

	引入日期	掌握日期
水平1		
水平2		

0＝在多次辅助尝试后没有反应
2＝多次辅助或减少刺激组合后，最终做出反应
4＝最多两次辅助后，能在完整的刺激组合下做出反应
8＝仅一次口头或视觉的辅助
10＝在没有辅助的情况下，独立准确的反应

项目名称　　打乱的单词-10M

目标：

- 呈现打乱的字母时，学习者能整理出一个单词

需要的材料：

- 纸或标记板/铅笔

对看护人的指导：

- 打乱一个单词中的字母顺序，让学习者用所有这些字母来拼写一个单词

典型刺激：

- 训练：T-C-A(cat)，F-F-A-L-B-U-O(buffalo)，K-B-O-O(book)
- 测试：使用学习者知道如何拼写的不同单词，O-G-D(dog)，O-X-N-E(oxen)，C-H-T-E-R-A-E(teacher)

训练	测试
1	16
2	17
3	18
4	19
5	20
6	21
7	22
8	23
9	24
10	25
11	26
12	27
13	28
14	29
15	30

	引入日期	掌握日期
水平 1		
水平 2		

0=在多次辅助尝试后没有反应

2=多次辅助或减少刺激组合后，最终做出反应

4=最多两次辅助后，能在完整的刺激组合下做出反应

8=仅一次口头或视觉的辅助

10=在没有辅助的情况下，独立准确的反应

项目名称　　对话：听众主导-10N

目标：
- 呈现一个情景，学习者能表达自己应该分享的信息

需要的材料：
- 不需要材料

对看护人的指导：
- 呈现一个涉及某个特定听众和某个问题的情境。问，"你应该说什么？"

典型刺激：
- 训练：妈妈问学校发生了什么，陌生人问你住在哪里，巴士司机问你今天怎么样
- 测试：使用不同的问题和听众。一个陌生人问你要你的夹克，你爸爸问你的老师怎么样

训练	测试
1	16
2	17
3	18
4	19
5	20
6	21
7	22
8	23
9	24
10	25
11	26
12	27
13	28
14	29
15	30

	引入日期	掌握日期
水平 1		
水平 2		

0 = 在多次辅助尝试后没有反应

2 = 多次辅助或减少刺激组合后，最终做出反应

4 = 最多两次辅助后，能在完整的刺激组合下做出反应

8 = 仅一次口头或视觉的辅助

10 = 在没有辅助的情况下，独立准确的反应

项目名称　　　命名/逐字读的交互性操作-10O

目标：
● 在阅读一个物品的描述后，呈现图片时学习者能命名该物品

需要的材料：
● 写一些学习者还无法命名的物体的句子，通过句子提及的物体

对看护人的指导：
● 指导学习者阅读描述一个物体的句子。然后，展示物体的图片，并问："这是什么？"

典型刺激：
● 训练：汤勺是用来舀东西的大勺子。针尖是大头针尖的部分。岩壁上的洞就是洞穴
● 测试：使用不同的目标词。蒂姆是只红色的狗。有条纹的猫是老虎。有大牙齿的动物是海狸

训练	测试
1	16
2	17
3	18
4	19
5	20
6	21
7	22
8	23
9	24
10	25
11	26
12	27
13	28
14	29
15	30

	引入日期	掌握日期
水平 1		
水平 2		

0＝在多次辅助尝试后没有反应
2＝多次辅助或减少刺激组合后，最终做出反应
4＝最多两次辅助后，能在完整的刺激组合下做出反应
8＝仅一次口头或视觉的辅助
10＝在没有辅助的情况下，独立准确的反应

项目名称　　一步模式-10P

目标：

● 给与一步模式的物品(ABAB)，学习者能给出下一个物品

需要的材料：

● 形状卡，色卡，小物品

对看护人的指导：

● 使用物体或图画在孩子面前的桌子上摆放一个简单的一步模式示例

● 提供一组物品，然后说，"接下来是什么？"，并指向最后一个物品后面的空白处

典型刺激：

● 训练：蓝色卡、绿色卡、蓝色卡、绿色卡。猫、狗、猫

● 测试：使用不同的物品组合。棉球、硬币、棉球、硬币。椒盐脆饼、蓝卡、椒盐脆饼

训练	测试
1	16
2	17
3	18
4	19
5	20
6	21
7	22
8	23
9	24
10	25
11	26
12	27
13	28
14	29
15	30

	引入日期	掌握日期
水平1		
水平2		

0＝在多次辅助尝试后没有反应

2＝多次辅助或减少刺激组合后，最终做出反应

4＝最多两次辅助后，能在完整的刺激组合下做出反应

8＝仅一次口头或视觉的辅助

10＝在没有辅助的情况下，独立准确的反应

项目名称　　按功能概括-10Q

目标：

* 观察一组正确的示例和不正确的示例之后，学习者能说出共同的功能

需要的材料：

* 各种物体、人、动物和地方的图片卡

对看护人的指导：

* 摆出 10 张卡片，其中许多是用于共同的目的，另一些则不是。指着一张卡片说："是，还是不是？"，在学习者回答后，指出他们是否正确，并问："你知道这个功能吗？"

* 继续下一张卡片，直到找到功能为止

典型刺激：

* 训练：支架、建筑物、容器、帮手

* 测试：使用不同的功能。吃的东西、垫的东西、坐的东西

训练	测试
1	16
2	17
3	18
4	19
5	20
6	21
7	22
8	23
9	24
10	25
11	26
12	27
13	28
14	29
15	30

	引入日期	掌握日期
水平 1		
水平 2		

0 = 在多次辅助尝试后没有反应

2 = 多次辅助或减少刺激组合后，最终做出反应

4 = 最多两次辅助后，能在完整的刺激组合下做出反应

8 = 仅一次口头或视觉的辅助

10 = 在没有辅助的情况下，独立准确的反应

项目名称　　积木放置：大小-10R

目标：

- 给与不同大小的积木，学习者能根据大小按特定的顺序放置积木

需要的材料：

- 多个积木或其他不同大小的物体

对看护人的指导：

- 将一组不同大小的物体(如积木)放在桌子上
- 指导学习者按特定的大小顺序排列

典型刺激：

- 训练：大的放在小的下面，从最小到最大，从最大到最小
- 测试：使用新的模式。小—更小—最小，中等—小—大

训练	测试
1	16
2	17
3	18
4	19
5	20
6	21
7	22
8	23
9	24
10	25
11	26
12	27
13	28
14	29
15	30

	引入日期	掌握日期
水平1		
水平2		

0＝在多次辅助尝试后没有反应

2＝多次辅助或减少刺激组合后，最终做出反应

4＝最多两次辅助后，能在完整的刺激组合下做出反应

8＝仅一次口头或视觉的辅助

10＝在没有辅助的情况下，独立准确的反应

项目名称　　　指认相似但不完全相同的身体部位-11A

目标：

- 呈现一组身体部位的图片，学习者能识别出已认识身体部位的新表现形式

需要的材料：

- 动物、玩偶和其他物体的图片，这些物体的有些部分可以通过身体部位名称来指代(手表的手臂、椅子的腿)

对看护人的指导：

- 展示身体部位的图片或示例
- 说："指一指(身体的具体部分)。"

典型刺激：

- 训练：玩偶或动物身体部位的典型例子。胳膊、腿、舌头
- 测试：新的玩偶、动物和无生命物体的身体部位示例，它们有可以通过身体部位名称来指代的特征。椅子的手臂、桌子的腿、鞋的舌头

训练	测试
1	16
2	17
3	18
4	19
5	20
6	21
7	22
8	23
9	24
10	25
11	26
12	27
13	28
14	29
15	30

	引入日期	掌握日期
水平 1		
水平 2		

0=在多次辅助尝试后没有反应

2=多次辅助或减少刺激组合后，最终做出反应

4=最多两次辅助后，能在完整的刺激组合下做出反应

8=仅一次口头或视觉的辅助

10=在没有辅助的情况下，独立准确的反应

项目名称 **延迟图像序列-11B**

目标：
- 在展示一个图片的序列之后，学习者能按照图片出现的顺序摆放图片

需要的材料：
- 带有各种物体、人物和地点的图片卡

对看护人的指导：
- 选择2~7张图片，按确定的顺序一个一个地展示每张图片。当学习者看完所有的图片后，指导者把它们摆出来，并说："把它们按顺序放好。"

典型刺激：
- 训练：使用2~4张图片。正方形、球、熊
- 测试：使用3~7张图片，并在展示卡片和摆放卡片之间添加一个延迟环节。猫、奶牛、海狸、绿色正方形、建筑物

训练	测试
1	16
2	17
3	18
4	19
5	20
6	21
7	22
8	23
9	24
10	25
11	26
12	27
13	28
14	29
15	30

	引入日期	掌握日期
水平1		
水平2		

0=在多次辅助尝试后没有反应

2=多次辅助或减少刺激组合后，最终做出反应

4=最多两次辅助后，能在完整的刺激组合下做出反应

8=仅一次口头或视觉的辅助

10=在没有辅助的情况下，独立准确的反应

项目名称 **转录笔记-11C**

目标：

- 呈现一个段落或故事，学习者能用不同的词写一个缩减的版本

需要的材料：

- 纸/铅笔

- 短的故事

对看护人的指导：

- 提供一个小故事或段落，让学习者阅读并指导他们用更少的、不同的词来写这个故事

- 要求学习者用笔记把故事告诉你

典型刺激：

- 训练：一个描述某个场景、某个时间表、某场比赛的段落

- 测试：一个描述某个地方、发生了某件事、某人梦想的新段落

训练	测试
1	16
2	17
3	18
4	19
5	20
6	21
7	22
8	23
9	24
10	25
11	26
12	27
13	28
14	29
15	30

	引入日期	掌握日期
水平1		
水平2		

0＝在多次辅助尝试后没有反应

2＝多次辅助或减少刺激组合后，最终做出反应

4＝最多两次辅助后，能在完整的刺激组合下做出反应

8＝仅一次口头或视觉的辅助

10＝在没有辅助的情况下，独立准确的反应

项目名称　　指认相似但不完全相同的食物-11D

目标：

- 给与一组食物图片，学习者能识别已认识食物的新表现形式

需要的材料：

- 食物的图片或食物

对看护人的指导：

- 呈现三张食物图片或三个具体食物，包含学习者不认识的已知食物的不同变更形式

- 说，"找到(食物)。"

典型刺激：

- 训练：香蕉、汉堡、热狗

- 测试：使用与训练相似但不完全相同的食品。一串香蕉，一个加了很多配料的大汉堡，一个迷你热狗

训练	测试
1	16
2	17
3	18
4	19
5	20
6	21
7	22
8	23
9	24
10	25
11	26
12	27
13	28
14	29
15	30

	引入日期	掌握日期
水平1		
水平2		

0=在多次辅助尝试后没有反应

2=多次辅助或减少刺激组合后，最终做出反应

4=最多两次辅助后，能在完整的刺激组合下做出反应

8=仅一次口头或视觉的辅助

10=在没有辅助的情况下，独立准确的反应

项目名称　　分类概括-11E

目标：

- 观察一组正确的示例和不正确的示例之后，学习者能说出共同的类别

需要的材料：

- 各种物体、人、动物和地方的图片卡

对看护人的指导：

- 摆出 10 张卡片，其中许多卡片包含在一个特定的分类中，另一些则不是。指着一张卡片说："是，还是不是？"在学习者回答后，指出他们是否正确，并问："你知道这一类吗？"

- 继续下一张卡片，直到他们找到了类别

典型刺激：

- 训练：玩具、家庭成员、不会飞的鸟、社会工作者
- 测试：使用不同的分类。有条纹的、由木头做的、塑料、羽毛

训练	测试
1	16
2	17
3	18
4	19
5	20
6	21
7	22
8	23
9	24
10	25
11	26
12	27
13	28
14	29
15	30

	引入日期	掌握日期
水平 1		
水平 2		

0=在多次辅助尝试后没有反应

2=多次辅助或减少刺激组合后，最终做出反应

4=最多两次辅助后，能在完整的刺激组合下做出反应

8=仅一次口头或视觉的辅助

10=在没有辅助的情况下，独立准确的反应

项目名称　　音节拍手-11F

目标:
● 在听到一个单词后, 学习者能数出单词的音节数

需要的材料:

● 无

对看护人的指导:

● 说, "这个单词有几个音节?" 重复目标单词, 每个音节都拍手

典型刺激:

● 训练: cat, bea-ver, kit-ty

● 测试: 使用不同的、更长的单词, 不要演示拍手。en-cy-clo-pe-di-a, pro-gram, dic-tion-a-ry

训练	测试
1	16
2	17
3	18
4	19
5	20
6	21
7	22
8	23
9	24
10	25
11	26
12	27
13	28
14	29
15	30

	引入日期	掌握日期
水平1		
水平2		

0=在多次辅助尝试后没有反应
2=多次辅助或减少刺激组合后, 最终做出反应
4=最多两次辅助后, 能在完整的刺激组合下做出反应
8=仅一次口头或视觉的辅助
10=在没有辅助的情况下, 独立准确的反应

项目名称　　**流畅度：指认颜色-11G**

目标：

- 给定一组彩色形状序列，学习者可以快速准确地识别出形状上的目标颜色

需要的材料：

- 3~15 种有颜色的形状序列

对看护人的指导：

- 为学习者提供一系列形状。说："尽快指出所有的(颜色)(形状)。"
- 给一定的时间来完成回合

典型刺激：

- 训练：绿色和橙色的方形，蓝色和红色的圆圈
- 测试：使用多种形状，更多的颜色，只允许更少的时间。蓝色和红色的圆圈，绿色和黄色的方形。黑色的圆圈，红色的星星，蓝色的星星

训练	测试
1	16
2	17
3	18
4	19
5	20
6	21
7	22
8	23
9	24
10	25
11	26
12	27
13	28
14	29
15	30

	引入日期	掌握日期
水平 1		
水平 2		

0＝在多次辅助尝试后没有反应

2＝多次辅助或减少刺激组合后，最终做出反应

4＝最多两次辅助后，能在完整的刺激组合下做出反应

8＝仅一次口头或视觉的辅助

10＝在没有辅助的情况下，独立准确的反应

项目名称　　辨别文本的来源-11H

目标：

- 呈现一组资料，学习者能用适当的材料来找到问题的答案

需要的材料：

- 阅读和语法来源的资料，比如字典和辞典

对看护人的指导：

- 呈现一些参考资料，并问一个问题，要求学习者使用其中一个来找到正确的答案

典型刺激：

- 训练："围栏"的定义是什么？（字典），今天天气怎么样？（报纸），"好"的另一种说法是什么？（字典）

- 测试：使用不同的问题和材料；或者只使用一本书，问一些关于书中不同部分的问题。第三章的题目是什么？这本书的书名是什么？这本书有多少章？

训练	测试
1	16
2	17
3	18
4	19
5	20
6	21
7	22
8	23
9	24
10	25
11	26
12	27
13	28
14	29
15	30

	引入日期	掌握日期
水平 1		
水平 2		

0＝在多次辅助尝试后没有反应

2＝多次辅助或减少刺激组合后，最终做出反应

4＝最多两次辅助后，能在完整的刺激组合下做出反应

8＝仅一次口头或视觉的辅助

10＝在没有辅助的情况下，独立准确的反应

项目名称　　通过活动指认季节-11I

目标：

- 给与一组活动图片和季节名称时，学习者能识别属于该季节的活动

需要的材料：

- 活动的图片卡或与每个季节相对应的游戏材料

对看护人的指导：

- 摆放3-5张有季节性的游戏材料或活动的图片。说："指一指(季节)。"确保只有一张正确的图片，或者学习者选择所有正确的图片

典型刺激：

- 训练：在雪中玩耍(冬天)、游泳(夏天)、耙树叶(秋天)、种花(春天)
- 测试：对每个季节使用不同的刺激，并使用有多个正确答案的、更大的组。雪橇(冬天)、沙滩球(夏天)、万圣节活动(秋天)、五月篮子节(春天)

训练	测试
1	16
2	17
3	18
4	19
5	20
6	21
7	22
8	23
9	24
10	25
11	26
12	27
13	28
14	29
15	30

	引入日期	掌握日期
水平 1		
水平 2		

0=在多次辅助尝试后没有反应

2=多次辅助或减少刺激组合后，最终做出反应

4=最多两次辅助后，能在完整的刺激组合下做出反应

8=仅一次口头或视觉的辅助

10=在没有辅助的情况下，独立准确的反应

项目名称　　流畅度：计数-11J

目标：

- 给与很多物体，学习者可以快速准确地计数

需要的材料：

- 可计数的物体

对看护人的指导：

- 给与预先数好的一堆物体

- 说，"有多少个？尽可能快地告诉我。"允许在有限的时间内来计数物体并给出正确答案

典型刺激：

- 训练：使用 5~15 个物体

- 测试：使用 10~30 个物体

训练	测试
1	16
2	17
3	18
4	19
5	20
6	21
7	22
8	23
9	24
10	25
11	26
12	27
13	28
14	29
15	30

	引入日期	掌握日期
水平 1		
水平 2		

0＝在多次辅助尝试后没有反应

2＝多次辅助或减少刺激组合后，最终做出反应

4＝最多两次辅助后，能在完整的刺激组合下做出反应

8＝仅一次口头或视觉的辅助

10＝在没有辅助的情况下，独立准确的反应

项目名称　　跨新奇刺激的移情-11K

目标：

- 在看到一个角色表现出一种情绪后，学习者能选择一张代表这种情绪的图片

需要的材料：

- 代表情感方面的图片卡

对看护人的指导：

- 呈现一个故事，其中的人物角色表达一种情感。列出2~3张图片，然后问："哪一张像(人物角色)感受到的?"

典型刺激：

- 训练：开心(太阳)、难过(雨)、生气(火)
- 测试：使用不同的故事和图片卡。快乐(明亮的树)、困惑(歪向一边的邮箱)、兴奋(一朵向窗口倾斜的花)

训练	测试
1	16
2	17
3	18
4	19
5	20
6	21
7	22
8	23
9	24
10	25
11	26
12	27
13	28
14	29
15	30

	引入日期	掌握日期
水平1		
水平2		

0 = 在多次辅助尝试后没有反应

2 = 多次辅助或减少刺激组合后，最终做出反应

4 = 最多两次辅助后，能在完整的刺激组合下做出反应

8 = 仅一次口头或视觉的辅助

10 = 在没有辅助的情况下，独立准确的反应

项目名称　　按序列连接点-11L

目标：

● 给与最多15个数字或字母可连接的点的页面，学习者能按顺序连接点

需要的材料：

● 铅笔和多张纸

对看护人的指导：

● 在纸上画1~15个点，并用相应的数字标记这些点

● 说"把这些点连接起来"。孩子应该按照正确的数字顺序把这些点连接起来。强化正确的反应，需要时给予辅助

● 一个接一个地在孩子的纸上添加更多带数字的点。在测试过程中，让点形成一个明显的形状（星星，圆圈），但是要给点编号，以便它们不会连接成一个物体

典型刺激：

● 训练：2~10个编号了的点

● 测试：5~15个用字母或数字标记的点

训练	测试
1	16
2	17
3	18
4	19
5	20
6	21
7	22
8	23
9	24
10	25
11	26
12	27
13	28
14	29
15	30

	引入日期	掌握日期
水平1		
水平2		

0=在多次辅助尝试后没有反应

2=多次辅助或减少刺激组合后，最终做出反应

4=最多两次辅助后，能在完整的刺激组合下做出反应

8=仅一次口头或视觉的辅助

10=在没有辅助的情况下，独立准确的反应

项目名称　　**命名过去的动作-11M**

目标：

- 在完成一系列任务后，学习者能回忆完成了哪些任务

需要的材料：

- 书写和美术材料，以及可操作的一般物体

对看护人的指导：

- 让学习者完成 1~7 个简单的任务或快速的活动。等 5 秒钟，然后问："你做了什么？"

典型刺激：

- 训练：用 1~4 个任务训练。拍一拍、画一颗星星、堆积木、把球放好

- 测试：用 3~7 个任务，例如拍拍你的头、告诉我一个数字、写下"嗨"这个词、数一数熊等，等待更长的时间再提问："你完成了哪些任务？"

训练	测试
1	16
2	17
3	18
4	19
5	20
6	21
7	22
8	23
9	24
10	25
11	26
12	27
13	28
14	29
15	30

	引入日期	掌握日期
水平 1		
水平 2		

0＝在多次辅助尝试后没有反应

2＝多次辅助或减少刺激组合后，最终做出反应

4＝最多两次辅助后，能在完整的刺激组合下做出反应

8＝仅一次口头或视觉的辅助

10＝在没有辅助的情况下，独立准确的反应

项目名称   对话：填写押韵行-11N

目标：

- 呈现一首新的押韵的诗，学习者能填写单词完成押韵

需要的材料：

- 无

对看护人的指导：

- 找一首诗、一个故事或一首歌，其中每一行的最后一个单词都要押韵。读第一行和除押韵单词的第二行。要求学习者添加最后一个押韵的单词

典型刺激：

- 训练：我看到一只 cat，它有一顶____(hat)；我的朋友很 sad，我感到____(bad)；我剪掉我的 hair，然后跑到____(there)

- 测试：使用新的押韵句子。让我感到痛的是我的 brain，它让我感到____(insane)；我最喜欢的食物是 pie，我希望我能____(fly)；我演奏音乐用 hand，演奏地方在____(band)

训练	测试
1	16
2	17
3	18
4	19
5	20
6	21
7	22
8	23
9	24
10	25
11	26
12	27
13	28
14	29
15	30

	引入日期	掌握日期
水平 1		
水平 2		

0=在多次辅助尝试后没有反应

2=多次辅助或减少刺激组合后，最终做出反应

4=最多两次辅助后，能在完整的刺激组合下做出反应

8=仅一次口头或视觉的辅助

10=在没有辅助的情况下，独立准确的反应

项目名称　　命名新的人物的情绪-11O

目标：

- 展示一张表现某种情绪的人物图片时，学习者能命名这种情绪

需要的材料：

- 熟悉或者不熟悉的人和动物表现某种情感的图片

对看护人的指导：

- 呈现一张表现某种情绪的人物图片，然后问："这个人感觉如何？"

典型刺激：

- 训练：快乐老人的图片（愉快的），烦躁男人的图片（不安的）
- 测试：使用不同人物表现相同情感的图片。一个快乐的年轻女子图片（愉快的），一个烦躁的婴儿图片（不安的）

训练	测试
1	16
2	17
3	18
4	19
5	20
6	21
7	22
8	23
9	24
10	25
11	26
12	27
13	28
14	29
15	30

	引入日期	掌握日期
水平 1		
水平 2		

0＝在多次辅助尝试后没有反应

2＝多次辅助或减少刺激组合后，最终做出反应

4＝最多两次辅助后，能在完整的刺激组合下做出反应

8＝仅一次口头或视觉的辅助

10＝在没有辅助的情况下，独立准确的反应

项目名称　　仿说：基本输入-11P

目标：
● 当呈现一组已输入的字母时，学习者能重新输入相同的字母
需要的材料：
● 计算机/打字设备
对看护人的指导：
● 打开文字处理程序(如 Microsoft word)，打出一行字母。指示学习者在你输入的字母下面抄录这些字母
典型刺激：
● 训练：中间行，在电脑键盘上敲3~5个字母
● 测试：使用不同的按键并扩展它们必须复制的序列。键盘上所有的字母和数字

训练	测试
1	16
2	17
3	18
4	19
5	20
6	21
7	22
8	23
9	24
10	25
11	26
12	27
13	28
14	29
15	30

	引入日期	掌握日期
水平1		
水平2		

0=在多次辅助尝试后没有反应
2=多次辅助或减少刺激组合后，最终做出反应
4=最多两次辅助后，能在完整的刺激组合下做出反应
8=仅一次口头或视觉的辅助
10=在没有辅助的情况下，独立准确的反应

项目名称　　使用技术设备-11Q

目标：

- 呈现各种技术设备，学习者能使用这些设备的基本功能

需要的材料：

- 常见的电子设备

对看护人的指导：

- 展示一个电子设备，并指示学习者用该设备完成一个动作或以特定的方式使用它

典型刺激：

- 训练：装入光盘(CD)，播放音乐，停止播放音乐，弹出数字化视频光盘(DVD)
- 测试：使用不同的设备。弹出光盘(CD)，在平板电脑(iPad)上播放音乐，在电脑上播放视频

训练	测试
1	16
2	17
3	18
4	19
5	20
6	21
7	22
8	23
9	24
10	25
11	26
12	27
13	28
14	29
15	30

	引入日期	掌握日期
水平 1		
水平 2		

0=在多次辅助尝试后没有反应

2=多次辅助或减少刺激组合后，最终做出反应

4=最多两次辅助后，能在完整的刺激组合下做出反应

8=仅一次口头或视觉的辅助

10=在没有辅助的情况下，独立准确的反应

项目名称　　命名正在进行的动作-11R

目标：

- 看到另一个人执行任务时，学习者能识别正在进行的动作

需要的材料：

- 在自然环境或视频中的多个人/同伴

对看护人的指导：

- 引导学习者看着另一个人，问"他/她现在在做什么？"

典型刺激：

- 训练：跑步、散步、谈话、问问题、写字
- 测试：使用更忙碌的情境，并要求多个回答。一个人跑，走到她的办公桌前，和朋友聊天，拼写单词

训练	测试
1	16
2	17
3	18
4	19
5	20
6	21
7	22
8	23
9	24
10	25
11	26
12	27
13	28
14	29
15	30

	引入日期	掌握日期
水平1		
水平2		

0＝在多次辅助尝试后没有反应

2＝多次辅助或减少刺激组合后，最终做出反应

4＝最多两次辅助后，能在完整的刺激组合下做出反应

8＝仅一次口头或视觉的辅助

10＝在没有辅助的情况下，独立准确的反应

项目名称　　问"在哪里"-11S

目标：

* 学习者能使用"在哪里？"的问题来获取关于位置的信息

需要的材料：

* 用于基本任务或活动的各种材料

对看护人的指导：

* 告诉学习者找到某件未呈现的物品，或者把学习者的一件物品放在某个隐密的位置。要求他们问一个"在哪里"的问题，并下指令让学习者找到它

典型刺激：

* 训练：使用偏好物品。一个最喜欢的玩具、一片口香糖、一颗糖豆
* 测试：使用其他非偏好物品。订书机、锤子、我的钢笔

训练	测试
1	16
2	17
3	18
4	19
5	20
6	21
7	22
8	23
9	24
10	25
11	26
12	27
13	28
14	29
15	30

	引入日期	掌握日期
水平 1		
水平 2		

0 = 在多次辅助尝试后没有反应

2 = 多次辅助或减少刺激组合后，最终做出反应

4 = 最多两次辅助后，能在完整的刺激组合下做出反应

8 = 仅一次口头或视觉的辅助

10 = 在没有辅助的情况下，独立准确的反应

项目名称　　指认相似但不完全相同的动物-11T

目标：

- 给与一组动物图片，学习者能识别已认识动物的新表现形式

需要的材料：

- 来自不同物种的动物图片

对看护人的指导：

- 呈现3张图片，其中包含已认识动物的不认识变化形式
- 说，"找到(动物)。"

典型刺激：

- 训练：狗、猫、海狸
- 测试：用每个物种的一个不同示例。一只狗的卡通图片、一只巨大的猫、一种不同种类的海狸

训练	测试
1	16
2	17
3	18
4	19
5	20
6	21
7	22
8	23
9	24
10	25
11	26
12	27
13	28
14	29
15	30

	引入日期	掌握日期
水平1		
水平2		

0=在多次辅助尝试后没有反应

2=多次辅助或减少刺激组合后，最终做出反应

4=最多两次辅助后，能在完整的刺激组合下做出反应

8=仅一次口头或视觉的辅助

10=在没有辅助的情况下，独立准确的反应

项目名称　　按照清单购物-12A

目标：

- 呈现一份购物清单，学习者能在一家假扮的商店中找到这些物品

需要的材料：

- 购物清单(可包含图片)
- 能在购物清单上找到的物品

对看护人的指导：

- 给学习者一个物品列表，以及每个物品要收集的数量。说，"找到这些物品，并把他们带回这里。"

典型刺激：

- 训练：一个有2~7个物品的清单。铅笔、橡皮、书、香蕉、面包
- 测试：纳入更具体的物品，且每个物品使用不同的数量。3根香蕉，1支削尖的铅笔和1支未削尖的铅笔，4支绘儿乐牌子的蜡笔

训练	测试
1	16
2	17
3	18
4	19
5	20
6	21
7	22
8	23
9	24
10	25
11	26
12	27
13	28
14	29
15	30

	引入日期	掌握日期
水平1		
水平2		

0=在多次辅助尝试后没有反应

2=多次辅助或减少刺激组合后，最终做出反应

4=最多两次辅助后，能在完整的刺激组合下做出反应

8=仅一次口头或视觉的辅助

10=在没有辅助的情况下，独立准确的反应

项目名称　　对话：解决冲突-12B

目标：
- 提出一个关于冲突的假想情境，学习者能描述如何解决这个情境

需要的材料：
- 用于展现日常动作的各种常见物品

对看护人的指导：
- 描述一个基本冲突，如争吵，肢体冲突，危险的情境，并问他们应该做什么

典型刺激：
- 训练：当你伤害了你朋友的感情时，你该说什么？当你不小心用了不属于你的东西时，你该说什么？当你发现一些打碎的玻璃—你该怎么办？
- 测试：使用不同的情境。汤姆推了你，并且拿走了你的蜡笔，你该做什么？珍妮正在用你的铅笔，而她似乎认为那是她的铅笔—你该说什么？

训练	测试
1	16
2	17
3	18
4	19
5	20
6	21
7	22
8	23
9	24
10	25
11	26
12	27
13	28
14	29
15	30

	引入日期	掌握日期
水平1		
水平2		

0＝在多次辅助尝试后没有反应

2＝多次辅助或减少刺激组合后，最终做出反应

4＝最多两次辅助后，能在完整的刺激组合下做出反应

8＝仅一次口头或视觉的辅助

10＝在没有辅助的情况下，独立准确的反应

项目名称 **指认美术品的材料-12C**

目标：
• 展示一件美术品，学习者能识别制作它所用的材料

需要的材料：
• 用颜料、蜡笔、马克笔、粘土、彩色铅笔等制成的完整的美术品

对看护人的指导：
• 给孩子呈现一件美术品。问"这个人用了什么材料来做这件作品?"

典型刺激：
• 训练：用纸和铅笔画的素描、用画笔在画布上画的画、用粘土做的雕塑
• 测试：使用新的材料或组合。用旧自行车轮子做成的雕塑、用杂志上剪下来的图片做成的拼贴画、用建筑图纸做成的折纸

训练	测试
1	16
2	17
3	18
4	19
5	20
6	21
7	22
8	23
9	24
10	25
11	26
12	27
13	28
14	29
15	30

	引入日期	掌握日期
水平 1		
水平 2		

0=在多次辅助尝试后没有反应

2=多次辅助或减少刺激组合后，最终做出反应

4=最多两次辅助后，能在完整的刺激组合下做出反应

8=仅一次口头或视觉的辅助

10=在没有辅助的情况下，独立准确的反应

项目名称　　**解决问题：高尔夫-12D**

目标：
● 给与一个高尔夫球棒和一个球，学习者能用策略推球入洞

需要的材料：

● 一种用来当作高尔夫球杆的物品，一种用来当作高尔夫球的物品，一种用来当作高尔夫球洞的盒子、罐子或杯子

对看护人的指导：

● 让学习者从不同的位置开始，移动洞的位置和方向。告诉学习者在有限的次数内把球推入洞中

典型刺激：

● 训练：洞在前面、后面、门的周围、中间有障碍物
● 测试：使用新的挥杆，其中包含不同的障碍物、角度或挥杆的策略。上斜坡、穿过一个管道、在(物品)上反弹

训练	测试
1	16
2	17
3	18
4	19
5	20
6	21
7	22
8	23
9	24
10	25
11	26
12	27
13	28
14	29
15	30

	引入日期	掌握日期
水平 1		
水平 2		

0＝在多次辅助尝试后没有反应
2＝多次辅助或减少刺激组合后，最终做出反应
4＝最多两次辅助后，能在完整的刺激组合下做出反应
8＝仅一次口头或视觉的辅助
10＝在没有辅助的情况下，独立准确的反应

项目名称　　要求关注-12E

目标：

- 当指导者不关注学习者时(例如，在给予完成任务的指令之后)，学习者能恰当地要求关注

需要的材料：

- 在任务中需要完成的项目

对看护人的指导：

- 指示学习者参与一项任务。通过参与其他活动转移你的注意力

典型刺激：

- 训练：要求孩子给出不同的反应。打扰一下、在这边、或者举手

- 测试：变化指导者的行为，包括更多步骤的任务。醒醒、回来、我需要帮助

训练	测试
1	16
2	17
3	18
4	19
5	20
6	21
7	22
8	23
9	24
10	25
11	26
12	27
13	28
14	29
15	30

	引入日期	掌握日期
水平 1		
水平 2		

0=在多次辅助尝试后没有反应

2=多次辅助或减少刺激组合后，最终做出反应

4=最多两次辅助后，能在完整的刺激组合下做出反应

8=仅一次口头或视觉的辅助

10=在没有辅助的情况下，独立准确的反应

项目名称　　对话：闲聊–12F

目标：

- 当与学习者开始对话时，他/她能进行闲聊

需要的材料：

- 无

对看护人的指导：

- 开始与学习者进行"闲聊"互动。从最基本的问候开始。问候得到回复后，再问一个小问题

典型刺激：

- 训练：有什么事吗？你好吗？你还好吗？你感觉怎么样？一切都好吗？

- 测试：用新的闲聊。小熊队（棒球队名）怎么样？你今天过得怎么样？我们现在的天气怎么样？

训练	测试
1	16
2	17
3	18
4	19
5	20
6	21
7	22
8	23
9	24
10	25
11	26
12	27
13	28
14	29
15	30

	引入日期	掌握日期
水平 1		
水平 2		

0＝在多次辅助尝试后没有反应

2＝多次辅助或减少刺激组合后，最终做出反应

4＝最多两次辅助后，能在完整的刺激组合下做出反应

8＝仅一次口头或视觉的辅助

10＝在没有辅助的情况下，独立准确的反应

项目名称　　　自动附加：确定/不确定-12G

目标：

- 呈现一种确定的或不确定的场景时，学习者能使用不同的词或语气来表示他们的确定性

需要的材料：

- 无

对看护人的指导：

- 陈述具有确定或不确定结果的事件。问："你认为会发生什么？"要求学习者表明他们的信心，包括"可能"、"也许"、"肯定"等词和语气

典型刺激：

- 训练：盒子里有什么？这是什么卡？掷什么骰子？明天星期几？
- 测试：使用不同的场景。我要给你看什么照片？哪只手拿着纽扣？我们什么时候离开学校？

训练	测试
1	16
2	17
3	18
4	19
5	20
6	21
7	22
8	23
9	24
10	25
11	26
12	27
13	28
14	29
15	30

	引入日期	掌握日期
水平1		
水平2		

0＝在多次辅助尝试后没有反应

2＝多次辅助或减少刺激组合后，最终做出反应

4＝最多两次辅助后，能在完整的刺激组合下做出反应

8＝仅一次口头或视觉的辅助

10＝在没有辅助的情况下，独立准确的反应

项目名称　　询问"什么时候"–12H

目标：
- 学习者能使用"什么时候?"的问题来获取关于时间或先后顺序的信息

需要的材料：
- 用于基本任务或活动的各种材料

对看护人的指导：
- 给予去完成1~2个简单、快速任务的指令。然后说，"也做(活动)。"要求先做或者后做这个新加的任务，促使学习者去询问什么时候做这个任务

典型刺激：
- 训练：给出必须按特定先后顺序完成的2~3项活动序列。轻拍你的头，堆书，翻过卡片，写下你的名字
- 测试：给出必须按特定先后顺序完成的3~5项活动序列。并中断两次来要求2个"什么时候"问题。舞动手臂，鼓掌

训练	测试
1	16
2	17
3	18
4	19
5	20
6	21
7	22
8	23
9	24
10	25
11	26
12	27
13	28
14	29
15	30

	引入日期	掌握日期
水平1		
水平2		

0=在多次辅助尝试后没有反应

2=多次辅助或减少刺激组合后，最终做出反应

4=最多两次辅助后，能在完整的刺激组合下做出反应

8=仅一次口头或视觉的辅助

10=在没有辅助的情况下，独立准确的反应

项目名称　　转录：过去和未来的事件-12I

目标：
● 当被要求根据过去或未来的生活事件画一幅画时，学习者会照做

需要的材料：

● 绘画工具

对看护人的指导：

● 指示学习者"画出你在（过去的事件）中做了什么"，或者"画出你将要做什么（未来的事件）"

典型刺激：

● 训练：使用经常遇到的具有特定用途的公共场所。在午餐时间、在游泳池、在去学校的路上

● 测试：使用有多个选项的时间和地点、或者未来将要发生的事件。在学校、在家里、下个学年

训练	测试
1	16
2	17
3	18
4	19
5	20
6	21
7	22
8	23
9	24
10	25
11	26
12	27
13	28
14	29
15	30

	引入日期	掌握日期
水平 1		
水平 2		

0＝在多次辅助尝试后没有反应
2＝多次辅助或减少刺激组合后，最终做出反应
4＝最多两次辅助后，能在完整的刺激组合下做出反应
8＝仅一次口头或视觉的辅助
10＝在没有辅助的情况下，独立准确的反应

项目名称　　通过活动命名季节-12J

目标:
● 展示一张活动的图片,学习者能说出活动发生的季节

需要的材料:
● 与每个季节相对应的活动或游戏物品的图片

对看护人的指导:
● 给学习者看一张季节性活动或游戏物品的图片,并问:"什么季节?"

典型刺激:
● 训练:泳装(夏天)、冰鞋(冬天)、耙子(秋天)、跳入水坑嬉戏(春天)
● 测试:使用不同的刺激,和可能适用于几个季节的刺激,他们将必须提供多种答案。棒球(春天,夏天,秋天)、钓鱼(春天,夏天,秋天)、骑自行车(春天,夏天)

训练	测试
1	16
2	17
3	18
4	19
5	20
6	21
7	22
8	23
9	24
10	25
11	26
12	27
13	28
14	29
15	30

	引入日期	掌握日期
水平 1		
水平 2		

0＝在多次辅助尝试后没有反应
2＝多次辅助或减少刺激组合后,最终做出反应
4＝最多两次辅助后,能在完整的刺激组合下做出反应
8＝仅一次口头或视觉的辅助
10＝在没有辅助的情况下,独立准确的反应

项目名称　　流畅度：高阶扫视-12K

目标：
- 呈现一大组不同的物品时，学习者能快速准确地识别出这些物品的特定视觉特征

需要的材料：
- 带有几种不同形状和不同颜色的图像扫描线的工作表

对看护人的指导：
- 呈现一张工作表，其中包含1~2种颜色的1~2种形状的粗线条。给一个指令来圈出所有特定形状和特定颜色的粗线条

典型刺激：
- 训练：紫色和橙色的方块-圈出紫色的方块。绿色的方块和圆圈，黄色的方块和圆圈-只圈出绿色的圆圈
- 测试：给予更少的时间来完成任务，并使用更复杂的刺激组。紫色的方块和圆圈，橙色的方块和圆圈—只圈出紫色的方块和橙色的圆圈；大写字母"S"和"P"，小写字母"s"和"p"—只圈出所有的大写字母"S"和所有的小写字母"p"

训练	测试
1	16
2	17
3	18
4	19
5	20
6	21
7	22
8	23
9	24
10	25
11	26
12	27
13	28
14	29
15	30

	引入日期	掌握日期
水平1		
水平2		

0=在多次辅助尝试后没有反应

2=多次辅助或减少刺激组合后，最终做出反应

4=最多两次辅助后，能在完整的刺激组合下做出反应

8=仅一次口头或视觉的辅助

10=在没有辅助的情况下，独立准确的反应

项目名称　　延迟指认图片-12L

目标：

- 呈现几张图片，经过一段时间的延迟，学习者能识别之前看到的图片

需要的材料：

- 各种图片卡

对看护人的指导：

- 将1~7张图片放在桌子上，给学习者一定的时间来观看。然后把卡片拿开，说："等等。"
- 再拿出另一组3~10张的图片，其中包含之前曾展现过的图片，然后说："指出你以前看过的图片。"

典型刺激：

- 训练：使用较少的，相关的物品。苹果、香蕉、汽车、老师
- 测试：使用更大的图片组和不相关的物品。领带、汽车、豌豆、棒球

训练	测试
1	16
2	17
3	18
4	19
5	20
6	21
7	22
8	23
9	24
10	25
11	26
12	27
13	28
14	29
15	30

	引入日期	掌握日期
水平1		
水平2		

0＝在多次辅助尝试后没有反应
2＝多次辅助或减少刺激组合后，最终做出反应
4＝最多两次辅助后，能在完整的刺激组合下做出反应
8＝仅一次口头或视觉的辅助
10＝在没有辅助的情况下，独立准确的反应

项目名称　　**用尺测量-12M**

目标：
● 呈现一条线和一把尺子，学习者能测量这条线

需要的材料：

● 白板和马克笔(或类似物品)

● 尺子

对看护人的指导：

● 在标记板上画一条线，然后说："这条线有多长?"

典型刺激：

● 训练：1英寸、2英寸、5英寸、12英寸

● 测试：使用英寸测量斜角线或真实物体的长度。盒子长12英寸、在一条线中测出3英寸的部分和5英寸的部分、桌子的高度

训练	测试
1	16
2	17
3	18
4	19
5	20
6	21
7	22
8	23
9	24
10	25
11	26
12	27
13	28
14	29
15	30

	引入日期	掌握日期
水平 1		
水平 2		

0=在多次辅助尝试后没有反应
2=多次辅助或减少刺激组合后，最终做出反应
4=最多两次辅助后，能在完整的刺激组合下做出反应
8=仅一次口头或视觉的辅助
10=在没有辅助的情况下，独立准确的反应

项目名称　　押韵模式多样的诗歌-12N

目标：

- 学习者能用不同的押韵模式写押韵行

需要的材料：

- 纸/铅笔

对看护人的指导：

- 在纸上画3~8条线。用匹配符号标记需要押韵的行。下指令让学生按照模式写一首诗

典型刺激：

- 训练：第1行和第3行押韵，第1行和第2行押韵，第1行和第2行押韵且第3行和第4行押韵

- 测试：需要较长的诗歌和进一步变化的押韵方案。第1-4行押韵，第1、2行和3到8行押韵

训练	测试
1	16
2	17
3	18
4	19
5	20
6	21
7	22
8	23
9	24
10	25
11	26
12	27
13	28
14	29
15	30

	引入日期	掌握日期
水平1		
水平2		

0=在多次辅助尝试后没有反应

2=多次辅助或减少刺激组合后，最终做出反应

4=最多两次辅助后，能在完整的刺激组合下做出反应

8=仅一次口头或视觉的辅助

10=在没有辅助的情况下，独立准确的反应

项目名称　　**根据功能/类别进行主格命名-12O**

目标：
● 呈现一个物体，学习者能根据它所属的类别或它所具有的功能命名该物品

需要的材料：
● 如玩具、工具、食物等物体

对看护人的指导：
● 呈现一个物品，并告诉学习者根据它所在的类别或用途命名这个物体

典型刺激：
● 训练：棒球棒—打球的人，跑鞋—跑步的人，泰迪熊—抱抱先生
● 测试：橙子—McGee 水果，螺丝刀—弯弯曲曲的工具，厕所—冲水器

训练	测试
1	16
2	17
3	18
4	19
5	20
6	21
7	22
8	23
9	24
10	25
11	26
12	27
13	28
14	29
15	30

	引入日期	掌握日期
水平 1		
水平 2		

0＝在多次辅助尝试后没有反应
2＝多次辅助或减少刺激组合后，最终做出反应
4＝最多两次辅助后，能在完整的刺激组合下做出反应
8＝仅一次口头或视觉的辅助
10＝在没有辅助的情况下，独立准确的反应

项目名称　　　排除：类别-12P

目标：

* 在一组图片中，学习者能选出不同类别的一张图片

需要的材料：

* 属于同一类别的物品或动物的图片卡

对看护人的指导：

* 摆出 3 张卡片，其中 2 张属于同一类，1 张不是。问："哪一张不属于?"在正确的选择之后，问："为什么?"

典型刺激：

* 训练：奶牛、马、海狸(农场动物)。锤子、电视机、螺丝刀(工具)
* 测试：使用新的组合和卡片相似的方式。猎豹、足球、棒球(运动)。皮大衣、短裤、围巾(冬季服装)

训练	测试
1	16
2	17
3	18
4	19
5	20
6	21
7	22
8	23
9	24
10	25
11	26
12	27
13	28
14	29
15	30

	引入日期	掌握日期
水平 1		
水平 2		

0＝在多次辅助尝试后没有反应

2＝多次辅助或减少刺激组合后，最终做出反应

4＝最多两次辅助后，能在完整的刺激组合下做出反应

8＝仅一次口头或视觉的辅助

10＝在没有辅助的情况下，独立准确的反应

项目名称　　文字：拼图-12Q

目标：

- 呈现可以组合成单词或短语的图片卡，学习者能陈述拼图的意思

需要的材料：

- 各种刺激卡

对看护人的指导：

- 展示 2~4 张可以组合成一个单词或短语的图片卡，让学习者说出它的意思

典型刺激：

- 训练：25 美分硬币（quarter）的照片＋马（horse）的照片＝夸特马（quarter horse），H＋眼睛的照片（eye）＝嗨（hi），天使的照片＋奶牛的照片＝神圣的奶牛（holy cow）

- 测试：在训练阶段没有使用过的不同图片拼图。HI＋灯（lamp）＝亮点（highlight），10（ten）＋IS＝网球（tennis），奶牛（哞）＋V＝电影（movie）

训练	测试
1	16
2	17
3	18
4	19
5	20
6	21
7	22
8	23
9	24
10	25
11	26
12	27
13	28
14	29
15	30

	引入日期	掌握日期
水平1		
水平2		

0＝在多次辅助尝试后没有反应

2＝多次辅助或减少刺激组合后，最终做出反应

4＝最多两次辅助后，能在完整的刺激组合下做出反应

8＝仅一次口头或视觉的辅助

10＝在没有辅助的情况下，独立准确的反应

项目名称　　解决问题：完成迷宫-12R

目标：

● 给一个迷宫游戏，学习者能找到出口

需要的材料：

● 纸或带迷宫的工作表

对看护人的指导：

● 提供一个迷宫，并说，"从开始处（指出迷宫的开始处），画一条线到迷宫的终点（指出迷宫的终点）。"

典型刺激：

● 训练：有多个死胡同的四点迷宫、有多个死胡同的六点迷宫

● 测试：使用更大、更复杂的迷宫和不同的形状的迷宫。圆形迷宫、有桥段的方形迷宫

训练	测试
1	16
2	17
3	18
4	19
5	20
6	21
7	22
8	23
9	24
10	25
11	26
12	27
13	28
14	29
15	30

	引入日期	掌握日期
水平 1		
水平 2		

0=在多次辅助尝试后没有反应

2=多次辅助或减少刺激组合后，最终做出反应

4=最多两次辅助后，能在完整的刺激组合下做出反应

8=仅一次口头或视觉的辅助

10=在没有辅助的情况下，独立准确的反应

项目名称　　　排除：功能-12S

目标：

- 在一组图片中，学习者能选出功能不同的一张图片

需要的材料：

- 具有相同功能的物品或动物的图片卡

对看护人的指导：

- 摆出3张卡片，其中2张具有相同的功能或共同用途，1张没有。问："哪一张图片不属于？"在做出正确的选择后，问："为什么？"

典型刺激：

- 训练：锤子、撬棍、螺丝刀(移走钉子)。铅笔、尺子、马克笔(书写)。尺子、比例尺、铅笔(测量)

- 测试：使用新的组合和用途相似的卡片。玉米、胡萝卜、铅笔(吃)。电视、赛车、双筒望远镜(看)

训练	测试
1	16
2	17
3	18
4	19
5	20
6	21
7	22
8	23
9	24
10	25
11	26
12	27
13	28
14	29
15	30

	引入日期	掌握日期
水平1		
水平2		

0=在多次辅助尝试后没有反应

2=多次辅助或减少刺激组合后，最终做出反应

4=最多两次辅助后，能在完整的刺激组合下做出反应

8=仅一次口头或视觉的辅助

10=在没有辅助的情况下，独立准确的反应

项目名称　　预见：我在想什么？–12T

目标：

- 给出某个不在场对象的一些提示，学习者能命名这个对象

需要的材料：

- 无

对看护人的指导：

- 给出关于一个物体或一个人的1-3个提示，然后问："我在想什么？"只选择不在场的对象

典型刺激：

- 训练：它是有毛的、有尾巴的、并会喵喵叫的(猫)，它是金属的、薄的、并可以用来吃麦片粥的(勺子)

- 测试：使用不同的物品，并提供更少的直接提示。它有四条腿、是棕色的、并且是在你的餐厅里(桌子)，它是有毛的、住在森林里，并且会爬树的(接受多种答案)

训练	测试
1	16
2	17
3	18
4	19
5	20
6	21
7	22
8	23
9	24
10	25
11	26
12	27
13	28
14	29
15	30

	引入日期	掌握日期
水平1		
水平2		

0＝在多次辅助尝试后没有反应

2＝多次辅助或减少刺激组合后，最终做出反应

4＝最多两次辅助后，能在完整的刺激组合下做出反应

8＝仅一次口头或视觉的辅助

10＝在没有辅助的情况下，独立准确的反应

项目名称　　命名：相似但不完全相同的食物-12U

目标：

- 呈现一个已认识食物的新示例，学习者能命名这种食物

需要的材料：

- 食品的图片或食物类物品

对看护人的指导：

- 呈现一个食物示例
- 说，"这是什么？"

典型刺激：

- 训练：香蕉、橙子、墨西哥煎玉米卷
- 测试：使用以前训练过的相似但不完全相同的食物。一串香蕉、一个橘子，一个松软的墨西哥卷

训练	测试
1	16
2	17
3	18
4	19
5	20
6	21
7	22
8	23
9	24
10	25
11	26
12	27
13	28
14	29
15	30

	引入日期	掌握日期
水平 1		
水平 2		

0＝在多次辅助尝试后没有反应

2＝多次辅助或减少刺激组合后，最终做出反应

4＝最多两次辅助后，能在完整的刺激组合下做出反应

8＝仅一次口头或视觉的辅助

10＝在没有辅助的情况下，独立准确的反应

项目名称　　　听众成员-12V

目标：

- 看到看护人或同伴给出正确的反应后，学习者能给予表扬

需要的材料：

- 完成基本任务的各种材料

对看护人的指导：

- 让学习者告诉你用一个物体来做一件事或执行一个动作，并完成这个任务。问，"对吗?"或者说一个类似于"做完了"的短语

典型刺激：

- 训练：在你正确反应后，例如当展现一辆汽车的图片时说"汽车"，学习者说"真棒"或"干得好"。当你完成一个要求时，说"谢谢"
- 测试：和其他同伴一起合作并使用不同的任务。当你回应对于一个问题的信息时，学习者能感谢你。当你命名一只猴子时，那个孩子说："是的!"

训练	测试
1	16
2	17
3	18
4	19
5	20
6	21
7	22
8	23
9	24
10	25
11	26
12	27
13	28
14	29
15	30

	引入日期	掌握日期
水平1		
水平2		

0＝在多次辅助尝试后没有反应

2＝多次辅助或减少刺激组合后，最终做出反应

4＝最多两次辅助后，能在完整的刺激组合下做出反应

8＝仅一次口头或视觉的辅助

10＝在没有辅助的情况下，独立准确的反应

项目名称　　再创图画-13A

目标：

- 呈现一张有多个元素的示例图片，学习者能画这张图片

需要的材料：

- 纸张，绘画工具(蜡笔/马克笔等)，新场景的图片

对看护人的指导：

- 呈现一个场景或多个物体的图片和一张白纸。说，"画这个。"

典型刺激：

- 训练：房子和院子的图片、田野里奶牛的图片、孩子们奔跑的图片、家庭吃饭的图片
- 测试：行星的图片、火箭飞船飞过太空的图片、鲸鱼游泳的图片、北极熊捕鱼的图片

训练	测试
1	16
2	17
3	18
4	19
5	20
6	21
7	22
8	23
9	24
10	25
11	26
12	27
13	28
14	29
15	30

	引入日期	掌握日期
水平 1		
水平 2		

0＝在多次辅助尝试后没有反应

2＝多次辅助或减少刺激组合后，最终做出反应

4＝最多两次辅助后，能在完整的刺激组合下做出反应

8＝仅一次口头或视觉的辅助

10＝在没有辅助的情况下，独立准确的反应

项目名称　　渐进回忆-13B

目标:

- 渐进地把刺激物加进一组,学习者能回忆起这些刺激

需要的材料:

- 各种各样的图片卡

对看护人的指导:

- 向学习者展示一张图片卡,然后藏起来,并问:"你看到了什么?"

- 重复这个过程,但是使用两张图片。每次,添加另一个。要求学习者回忆起目标数量的图片

典型刺激:

- 训练:要求多达7张卡片,使用相关联图片。奶牛—马—羊,胡萝卜—芹菜—酸橙

- 测试:要求多达10个刺激,使用更少相关联的刺激,有时使用口头或书面文字代替图片。胡萝卜—牛—17—海滩,老师—麋鹿—骰子—棒球

训练	测试
1	16
2	17
3	18
4	19
5	20
6	21
7	22
8	23
9	24
10	25
11	26
12	27
13	28
14	29
15	30

	引入日期	掌握日期
水平 1		
水平 2		

0=在多次辅助尝试后没有反应

2=多次辅助或减少刺激组合后,最终做出反应

4=最多两次辅助后,能在完整的刺激组合下做出反应

8=仅一次口头或视觉的辅助

10=在没有辅助的情况下,独立准确的反应

项目名称　　忽略信息–13C

目标：

● 听了 2 个与某个故事相关联的陈述及 1 个与其不相关联的陈述后，学习者能够只重述与故事相关联的信息

需要的材料：

● 无

对看护人的指导：

● 告诉学习者 2 个与某个主题相关联的陈述和 1 个与其不相关联的陈述。接下来，要求学习者告诉你关于这个主题的信息

典型刺激：

● 训练："我的狗叫格斯，它是一只可卡犬，狗很好(忽略)。""牛奶是白色的，我的名字叫史蒂夫(忽略)，牛奶来自于一头奶牛。"

● 测试：使用不同的主题。"我理发了，椅子是蓝色的(忽略)，我的理发师很好。""音乐很好(忽略)，我弹吉他，我已经弹了 3 年了。"

训练	测试
1	16
2	17
3	18
4	19
5	20
6	21
7	22
8	23
9	24
10	25
11	26
12	27
13	28
14	29
15	30

	引入日期	掌握日期
水平 1		
水平 2		

0 = 在多次辅助尝试后没有反应

2 = 多次辅助或减少刺激组合后，最终做出反应

4 = 最多两次辅助后，能在完整的刺激组合下做出反应

8 = 仅一次口头或视觉的辅助

10 = 在没有辅助的情况下，独立准确的反应

项目名称　　混合颜色-13D

目标：

- 学习者能将几种颜色混合到一起创造出一种与示例相匹配的颜色

需要的材料：

- 颜料或蜡笔

对看护人的指导：

- 提供一个颜色的示例。呈现 3～5 种颜色一组的物品（颜料、蜡笔、可混合的颜色），并说："混合这些颜色来匹配这个示例。"

典型刺激：

- 训练：两种颜色的混合物，例如粉红色、绿色或紫色
- 测试：两种或两种以上颜色的混合物，如棕色，或两种颜色的混合物，这种混合物要求一种颜色比另一种颜色多很多，如非常浅的粉红色

训练	测试
1	16
2	17
3	18
4	19
5	20
6	21
7	22
8	23
9	24
10	25
11	26
12	27
13	28
14	29
15	30

	引入日期	掌握日期
水平 1		
水平 2		

0＝在多次辅助尝试后没有反应

2＝多次辅助或减少刺激组合后，最终做出反应

4＝最多两次辅助后，能在完整的刺激组合下做出反应

8＝仅一次口头或视觉的辅助

10＝在没有辅助的情况下，独立准确的反应

项目名称　　**概括：20 个问题–13E**

目标：
● 告诉学习者，指导者正在思考一个特定的物体或人，学习者能问一些问题去识别他们
需要的材料：
● 无
对看护人的指导：
● 说："我在思考(人、地方、事情)。问我问题来推断它是什么。"允许多达 20 个问题来解决目标是什么
典型刺激：
● 训练：指导者、学习者、铅笔、桌子
● 测试：使用不同的目标。巴士、黑板、火腿三明治

训练	测试
1	16
2	17
3	18
4	19
5	20
6	21
7	22
8	23
9	24
10	25
11	26
12	27
13	28
14	29
15	30

	引入日期	掌握日期
水平 1		
水平 2		

0＝在多次辅助尝试后没有反应
2＝多次辅助或减少刺激组合后，最终做出反应
4＝最多两次辅助后，能在完整的刺激组合下做出反应
8＝仅一次口头或视觉的辅助
10＝在没有辅助的情况下，独立准确的反应

项目名称   假想的行为-13F

目标：

- 当被指令时，学习者没有道具也能执行熟悉的动作

需要的材料：

- 无

对看护人的指导：

- 下指令让学习者执行一个通常需要道具或工具的动作，但不要提供任何这样的道具

典型刺激：

- 训练：写你的名字，开车，从杯子里喝水
- 测试：使用不同的动作和动作组合。用电话交谈、做三明治、开飞机、用电话交谈和从杯子里喝水

训练	测试
1	16
2	17
3	18
4	19
5	20
6	21
7	22
8	23
9	24
10	25
11	26
12	27
13	28
14	29
15	30

	引入日期	掌握日期
水平 1		
水平 2		

0=在多次辅助尝试后没有反应

2=多次辅助或减少刺激组合后，最终做出反应

4=最多两次辅助后，能在完整的刺激组合下做出反应

8=仅一次口头或视觉的辅助

10=在没有辅助的情况下，独立准确的反应

项目名称　　　**创意转录：绘画-13G**

目标：
● 给与美术物资和指导，学习者能画一个已认识物体的新示例

需要的材料：
● 美术物资和用来画画的刺激物图片

对看护人的指导：
● 给与美术物资和样品图片。比如说，"画一幅（样品图片），但不同于这一幅。"

典型刺激：
● 训练：老师、狗、房子
● 测试：使用新的示例和组合，有时不包括样品图片。你最好的朋友、一头奶牛、房子上方的彩虹

训练	测试
1	16
2	17
3	18
4	19
5	20
6	21
7	22
8	23
9	24
10	25
11	26
12	27
13	28
14	29
15	30

	引入日期	掌握日期
水平 1		
水平 2		

0＝在多次辅助尝试后没有反应
2＝多次辅助或减少刺激组合后，最终做出反应
4＝最多两次辅助后，能在完整的刺激组合下做出反应
8＝仅一次口头或视觉的辅助
10＝在没有辅助的情况下，独立准确的反应

项目名称　　指认相似但不完全相同的交通工具-13H

目标：

- 呈现一组交通工具的图片，学习者能识别已知交通工具的新表现形式

需要的材料：

- 各种不同类型交通工具的图片

对看护人的指导：

- 呈现3张图片，包含一种交通工具的未知变化形式
- 说，"找一找(交通工具类型)。"

典型刺激：

- 训练：轿车，快艇，卡车
- 测试：用每一种交通工具的一个不同示例。一辆在停车场里的轿车、一艘不同喷漆的快艇、一辆不同制造商和型号的卡车

训练	测试
1	16
2	17
3	18
4	19
5	20
6	21
7	22
8	23
9	24
10	25
11	26
12	27
13	28
14	29
15	30

	引入日期	掌握日期
水平1		
水平2		

0=在多次辅助尝试后没有反应

2=多次辅助或减少刺激组合后，最终做出反应

4=最多两次辅助后，能在完整的刺激组合下做出反应

8=仅一次口头或视觉的辅助

10=在没有辅助的情况下，独立准确的反应

项目名称　　　在环境中命名形状-13I

目标：

● 展示在环境中的一个物体，学习者能命名该物品的形状

需要的材料：

● 环境中或者场景图片中各种各样的物体

对看护人的指导：

● 指向环境中的物体。问："这是什么形状?"

典型刺激：

● 训练：具有清晰形状的简单物体。球、方形标志、桌子

● 测试：使用相同形状的新示例。一个杯子的顶部、一本书、一个电视屏幕

训练	测试
1	16
2	17
3	18
4	19
5	20
6	21
7	22
8	23
9	24
10	25
11	26
12	27
13	28
14	29
15	30

	引入日期	掌握日期
水平 1		
水平 2		

0=在多次辅助尝试后没有反应

2=多次辅助或减少刺激组合后，最终做出反应

4=最多两次辅助后，能在完整的刺激组合下做出反应

8=仅一次口头或视觉的辅助

10=在没有辅助的情况下，独立准确的反应

项目名称　　容许失败-13J

目标：

- 输掉一场比赛后，学习者反应恰当

需要的材料：

- 一副纸牌或其他游戏

对看护人的指导：

- 和学习者一起玩游戏但要操控游戏，这样学习者就会大部分时间输掉。当学习者输了，说："你输了，我们再试一次。"

典型刺激：

- 训练：学习者有时会输的游戏。卡牌游戏（war）、纸牌游戏（old maid）
- 测试：使用新的游戏或任务，确保学习者大部分时间输掉。卡牌游戏（uno）、消消乐（candyland）、猜下一张牌

训练	测试
1	16
2	17
3	18
4	19
5	20
6	21
7	22
8	23
9	24
10	25
11	26
12	27
13	28
14	29
15	30

	引入日期	掌握日期
水平1		
水平2		

0＝在多次辅助尝试后没有反应

2＝多次辅助或减少刺激组合后，最终做出反应

4＝最多两次辅助后，能在完整的刺激组合下做出反应

8＝仅一次口头或视觉的辅助

10＝在没有辅助的情况下，独立准确的反应

项目名称　　　**与同伴分享-13K**

目标：

- 在要求下，学习者能允许一个或多个同伴使用他/她自己正在用的物品

需要的材料：

- 纸和绘画用具

对看护人的指导：

- 让学习者和他/她的同伴坐在一张桌子旁
- 说，"与(同伴的名字)分享"，并指向同伴
- 时间30秒，然后让他们轮流分享

典型刺激：

- 训练：积木、乐高积木、马克笔。通过熟悉的同伴来训练
- 测试：新玩具(例如新的填充玩具动物、玩偶等)。通过新的同伴、食物和更偏好的玩具来测试

训练	测试
1	16
2	17
3	18
4	19
5	20
6	21
7	22
8	23
9	24
10	25
11	26
12	27
13	28
14	29
15	30

	引入日期	掌握日期
水平 1		
水平 2		

0=在多次辅助尝试后没有反应

2=多次辅助或减少刺激组合后，最终做出反应

4=最多两次辅助后，能在完整的刺激组合下做出反应

8=仅一次口头或视觉的辅助

10=在没有辅助的情况下，独立准确的反应

项目名称   按场合分类服装-13L

目标:
- 呈现一些服装的图片,学习者能识别哪件服装适合于哪个特定的事件或季节

需要的材料:
- 不同类型服装的图片
- 不同类型的天气、季节、场合的图片

对看护人的指导:
- 摆出3~10张服装的图片,每一张都是在不同的场合穿的
- 说:"你在_____(场合)时穿哪一件?"

典型刺激:
- 训练:雨(雨靴,伞,雨衣)、雪(袜形帽,靴子,围巾)、上学日(背包,T恤,运动鞋)
- 测试:使用不同的场合或在以前的场合中提供新的选择。正式的场合(连衣裙、礼服鞋)、游泳(游泳衣、脚蹼、护目镜)

训练	测试
1	16
2	17
3	18
4	19
5	20
6	21
7	22
8	23
9	24
10	25
11	26
12	27
13	28
14	29
15	30

	引入日期	掌握日期
水平1		
水平2		

0=在多次辅助尝试后没有反应

2=多次辅助或减少刺激组合后,最终做出反应

4=最多两次辅助后,能在完整的刺激组合下做出反应

8=仅一次口头或视觉的辅助

10=在没有辅助的情况下,独立准确的反应

项目名称　　　概括：电影类型-13M

目标：
• 在观看一段短的片断后，学习者能通过概括其特质来命名这个电影的类型

需要的材料：

• iPad 或网站浏览器上的各种各样特定类型的电影短片

对看护人的指导：

• 播放一段电影片段。看完后，问"这个电影是什么类型的？"

典型刺激：

• 训练：使用不同类型的几个示例。兔八哥戏弄埃尔默·福德，海绵宝宝做了一些傻事，维格尔做了一些傻事(滑稽剧)，一个人被鬼跟踪，僵尸四处走动，女巫咯咯地笑(恐怖)

• 测试：使用相同类型的不同示例。狼人追人(恐怖)，三个臭皮匠(喜剧片)

训练	测试
1	16
2	17
3	18
4	19
5	20
6	21
7	22
8	23
9	24
10	25
11	26
12	27
13	28
14	29
15	30

	引入日期	掌握日期
水平 1		
水平 2		

0＝在多次辅助尝试后没有反应
2＝多次辅助或减少刺激组合后，最终做出反应
4＝最多两次辅助后，能在完整的刺激组合下做出反应
8＝仅一次口头或视觉的辅助
10＝在没有辅助的情况下，独立准确的反应

项目名称　　逻辑问题和谜语-13N

目标：

- 呈现一个基础的谜语或逻辑问题时，学习者能解出这个谜语或问题

需要的材料：

- 带谜语的工作记录表或抽认卡

对看护人的指导：

- 呈现一个谜语或基本逻辑问题。问："答案是什么？"

典型刺激：

- 训练：关注逻辑词汇的使用，如：和、或者、也、都、从不、不是等等。不是蒂姆就是苏西有一支铅笔。苏西没有铅笔。谁有铅笔？史蒂夫和罗恩出去了，吉姆在家。谁没有出去？
- 测试：使用不同的谜语。凯丽不是看见了一只猴子就是看见了一只长颈鹿。凯丽从未见过猴子。她看见了什么动物？比尔或马克今天上学迟到了，比尔迟到了。谁准时到了？

训练	测试
1	16
2	17
3	18
4	19
5	20
6	21
7	22
8	23
9	24
10	25
11	26
12	27
13	28
14	29
15	30

	引入日期	掌握日期
水平1		
水平2		

0＝在多次辅助尝试后没有反应

2＝多次辅助或减少刺激组合后，最终做出反应

4＝最多两次辅助后，能在完整的刺激组合下做出反应

8＝仅一次口头或视觉的辅助

10＝在没有辅助的情况下，独立准确的反应

项目名称　　　解决问题：数学应用题-13O

目标：
● 阅读完一道数学应用题后，学习者能写出合适的数学等式并解答

需要的材料：
● 标记板和马克笔，或者带有基础数学应用题的工作记录表

对看护人的指导：
● 呈现一个数学应用题，告诉学习者写出等式并求解

典型刺激：
● 训练：海伦有3颗葡萄，李莎吃了2颗。海伦还有多少葡萄？小包有一支蜡笔，他又找到了3支。他现在有多少支？
● 测试：使用不同的应用题。汤姆和蒂姆每人有两支铅笔。他们一共有多少支？

训练	测试
1	16
2	17
3	18
4	19
5	20
6	21
7	22
8	23
9	24
10	25
11	26
12	27
13	28
14	29
15	30

	引入日期	掌握日期
水平1		
水平2		

0＝在多次辅助尝试后没有反应
2＝多次辅助或减少刺激组合后，最终做出反应
4＝最多两次辅助后，能在完整的刺激组合下做出反应
8＝仅一次口头或视觉的辅助
10＝在没有辅助的情况下，独立准确的反应

项目名称 　　**自动附加祈使语-13P**

目标：

- 学习者提出要求时，能在要求中添加对听众有影响作用的词语

需要的材料：

- 各种各样的基本任务所要求的物品

对看护人的指导：

- 呈现一个学习者必须问信息或物品的情境。要求学习者在要求中使用附加的单词，使要求更有可能得到回应

典型刺激：

- 训练：展示糖果—"请给糖果。"下指令让学习者去剪纸—"我真的需要剪刀。"告诉学习者听一首低音量的歌—"难以听到，把音量调大。"

- 测试：创造要求相似词汇的新情境。展示一杯水—"请给我水。"下指令让学习者书写—"我真的需要一支铅笔。"

训练	测试
1	16
2	17
3	18
4	19
5	20
6	21
7	22
8	23
9	24
10	25
11	26
12	27
13	28
14	29
15	30

	引入日期	掌握日期
水平 1		
水平 2		

0＝在多次辅助尝试后没有反应
2＝多次辅助或减少刺激组合后，最终做出反应
4＝最多两次辅助后，能在完整的刺激组合下做出反应
8＝仅一次口头或视觉的辅助
10＝在没有辅助的情况下，独立准确的反应

项目名称　　隐喻的反应：未来-13Q

目标：

- 问学习者将来打算做什么时，学习者能恰当地回答

需要的材料：

- 无

对看护人的指导：

- 问学习者一个关于他们在将来的某一个时间点上会做什么的问题

典型刺激：

- 训练：你今晚打算做什么？你3点打算做什么？当你10岁的时候你会做什么？你的生日你要做什么？

- 测试：使用要求更多抽象反应的问题。20年后你会做什么？1年后你会在哪里？

训练	测试
1	16
2	17
3	18
4	19
5	20
6	21
7	22
8	23
9	24
10	25
11	26
12	27
13	28
14	29
15	30

	引入日期	掌握日期
水平 1		
水平 2		

0＝在多次辅助尝试后没有反应

2＝多次辅助或减少刺激组合后，最终做出反应

4＝最多两次辅助后，能在完整的刺激组合下做出反应

8＝仅一次口头或视觉的辅助

10＝在没有辅助的情况下，独立准确的反应

项目名称　　代词-13R

目标：
- 当提供一个含有代词的示例动作时，学习者能完成针对指定目标的动作

需要的材料：
- 孩子熟悉的同伴，其他成年人，或男娃娃和女娃娃

对看护人的指导：
- 给出一个命令，包括一个动作和一个完成该动作的代词

典型刺激：
- 训练：看他，摸你的纸，旋转我的铅笔
- 测试：看着她，旋转你的铅笔，拼写我的名字

训练	测试
1	16
2	17
3	18
4	19
5	20
6	21
7	22
8	23
9	24
10	25
11	26
12	27
13	28
14	29
15	30

	引入日期	掌握日期
水平1		
水平2		

0＝在多次辅助尝试后没有反应

2＝多次辅助或减少刺激组合后，最终做出反应

4＝最多两次辅助后，能在完整的刺激组合下做出反应

8＝仅一次口头或视觉的辅助

10＝在没有辅助的情况下，独立准确的反应

项目名称　　　阅读/提要求的交互性操作-13S

目标：

- 在阅读一个物品的描述之后，学习者能使用他们所读的名称来要求该物品

需要的材料：

- 学习者不知道名字的玩具或食物，写下关于这些物品的句子

对看护人的指导：

- 让学习者阅读关于某个物品的句子。接下来，拿起该物品说："你想要什么？"

典型刺激：

- 训练：软心豆粒糖真的很好吃，瑞格兄弟糖果真的很软，最好的糖果是芝兰(芝兰：美国口香糖品牌)

- 测试：使用不同的偏好物品。Yeti 狗很有趣，蓝色的山羊是一个很好的玩具，杏仁是棕色的和美味的

训练	测试
1	16
2	17
3	18
4	19
5	20
6	21
7	22
8	23
9	24
10	25
11	26
12	27
13	28
14	29
15	30

	引入日期	掌握日期
水平 1		
水平 2		

0＝在多次辅助尝试后没有反应

2＝多次辅助或减少刺激组合后，最终做出反应

4＝最多两次辅助后，能在完整的刺激组合下做出反应

8＝仅一次口头或视觉的辅助

10＝在没有辅助的情况下，独立准确的反应

项目名称　　问"怎么样"–13T

目标：

- 学习者能使用"怎么样?"的问题来获取关于任务或活动的信息

需要的材料：

- 供基本任务或活动的各种材料

对看护人的指导：

- 告诉学习者做一个模棱两可的动作。要求他们使用"怎么样"的问题来找出完成任务的正确方法

典型刺激：

- 训练：跳高，把积木堆成一个金字塔，画一幅特定的图画
- 测试：使用不同的例子。安静地跳跃，把积木堆成一个圆柱，用大写字母写一个特定的单词

训练	测试
1	16
2	17
3	18
4	19
5	20
6	21
7	22
8	23
9	24
10	25
11	26
12	27
13	28
14	29
15	30

	引入日期	掌握日期
水平 1		
水平 2		

0＝在多次辅助尝试后没有反应

2＝多次辅助或减少刺激组合后，最终做出反应

4＝最多两次辅助后，能在完整的刺激组合下做出反应

8＝仅一次口头或视觉的辅助

10＝在没有辅助的情况下，独立准确的反应

项目名称　　命名组合属性-13U

目标：
- 呈现一组物品，学习者能命名区分某个物品与其他物品不同的两个或更多属性

需要的材料：
- 有几个明显特征的各种相似和不相似物品

对看护人的指导：
- 呈现一组 4 个物品，物品有相似特征但不完全相同。指着一个物品，问"这是哪一个属性？"

典型刺激：
- 训练：使用的物品都具有清晰、鲜明的特征。一组小方块之中有一个蓝色大方块。一组不相关的物品之中有一个小红球
- 测试：使用特征不明显的物品。一组动作玩偶中只有一个拥有橙色头发，一组形状中只有一个是黄色的，一组食物中只有一个是蔬菜

训练	测试
1	16
2	17
3	18
4	19
5	20
6	21
7	22
8	23
9	24
10	25
11	26
12	27
13	28
14	29
15	30

	引入日期	掌握日期
水平 1		
水平 2		

0=在多次辅助尝试后没有反应

2=多次辅助或减少刺激组合后，最终做出反应

4=最多两次辅助后，能在完整的刺激组合下做出反应

8=仅一次口头或视觉的辅助

10=在没有辅助的情况下，独立准确的反应

项目名称　　转录事件-13V

目标:
- 当呈现没有特定主题提示的书写材料时,学习者能写下当天发生的最多5件事

需要的材料:
- 书写工具和纸,或电脑和键盘

对看护人的指导:
- 呈现书写或打字材料,让学习者写一张便条或电子邮件给父母,且要包括当天发生的1~5件事情

典型刺激:
- 训练:我午餐吃了豌豆,我今天玩了捉人游戏,我给你写了一张纸条
- 测试:增加所需事件的数量。我吃了豌豆和萝卜,我系了鞋带,我在外面玩,我回答了一个问题

训练	测试
1	16
2	17
3	18
4	19
5	20
6	21
7	22
8	23
9	24
10	25
11	26
12	27
13	28
14	29
15	30

	引入日期	掌握日期
水平1		
水平2		

0=在多次辅助尝试后没有反应

2=多次辅助或减少刺激组合后,最终做出反应

4=最多两次辅助后,能在完整的刺激组合下做出反应

8=仅一次口头或视觉的辅助

10=在没有辅助的情况下,独立准确的反应

项目名称 命名/对话的交互性操作-13W

目标：
● 在学习了一个物体的名称之后，学习者能使用这个名称来回答问题

需要的材料：
● 学习者不知道名称的物体、人物或动物图片

对看护人的指导：
● 选择 2 张物体的图片，和一张人或动物的图片。展示每一张图片，然后问，"这是什么？"在学习者都回答正确后，问一个需要用图片名称来回答的问题

典型刺激：
● 训练：母羊，稻草，谷仓—母羊可能吃什么？母羊可能生活在哪里？艾克，罐子，硬币—艾克可能会往他的罐子里放什么？
● 测试：使用不同的目标词汇。凯伦，长号，萨克斯—谁可以吹长号？斧头，树，保罗-保罗会使用什么工具来砍树？

训练	测试
1	16
2	17
3	18
4	19
5	20
6	21
7	22
8	23
9	24
10	25
11	26
12	27
13	28
14	29
15	30

	引入日期	掌握日期
水平 1		
水平 2		

0=在多次辅助尝试后没有反应
2=多次辅助或减少刺激组合后，最终做出反应
4=最多两次辅助后，能在完整的刺激组合下做出反应
8=仅一次口头或视觉的辅助
10=在没有辅助的情况下，独立准确的反应

项目名称　　　模仿多步骤动作-13X

目标：

- 在依次呈现多个动作之后，学习者能模仿这些动作

需要的材料：

- 涉物模仿：玩具，常见的物品
- 运动模仿：无

对看护人的指导：

- 说，"这样做"，然后对一系列运动动作或涉及物体的动作进行模仿

典型刺激：

- 训练：先拍手再摸摸头，挥挥手再投球
- 测试：增加动作序列中的动作数量。烘干盘子，然后把它放好。把牛奶打开，然后倒进玻璃杯里

训练	测试
1	16
2	17
3	18
4	19
5	20
6	21
7	22
8	23
9	24
10	25
11	26
12	27
13	28
14	29
15	30

	引入日期	掌握日期
水平 1		
水平 2		

0＝在多次辅助尝试后没有反应

2＝多次辅助或减少刺激组合后，最终做出反应

4＝最多两次辅助后，能在完整的刺激组合下做出反应

8＝仅一次口头或视觉的辅助

10＝在没有辅助的情况下，独立准确的反应

项目名称　　命名相似但不完全相同的服装-14A

目标：
● 展示一件已认识服装的变化图片，学习者能说出这件服装的名称

需要的材料：

● 不同服装的各种图片

对看护人的指导：

● 呈现一件服装的图片

● 说，"这是什么？"

典型刺激：

● 训练：衬衫、短裤、手套

● 测试：使用每件衣物的不同例子。POLO 衫、大口袋短裤、棒球手套

训练	测试
1	16
2	17
3	18
4	19
5	20
6	21
7	22
8	23
9	24
10	25
11	26
12	27
13	28
14	29
15	30

	引入日期	掌握日期
水平 1		
水平 2		

0＝在多次辅助尝试后没有反应
2＝多次辅助或减少刺激组合后，最终做出反应
4＝最多两次辅助后，能在完整的刺激组合下做出反应
8＝仅一次口头或视觉的辅助
10＝在没有辅助的情况下，独立准确的反应

项目名称 **提要求：人为的建立操作-14B**

目标：

- 提供的材料不足以完成一项任务时，学习者能申请所需的物品

需要的材料：

- 完成各种活动或系列动作的物体

对看护人的指导：

- 给出完成某个任务或系列动作的指令，并且提供需要的材料，但是缺少一个必需的材料

典型刺激：

- 训练：完成一块拼图(缺失一块)，把纸剪下来用胶水粘在一起(缺少剪刀)，戴上手套(只有一只手套)

- 测试：使用不同的场景，并要求学习者申请数个缺少的物品。堆3个积木并用铅笔推倒(缺少积木和铅笔)，把拼图拼起来并用书把他们弄平(缺少拼图碎片和书)

训练	测试
1	16
2	17
3	18
4	19
5	20
6	21
7	22
8	23
9	24
10	25
11	26
12	27
13	28
14	29
15	30

	引入日期	掌握日期
水平1		
水平2		

0＝在多次辅助尝试后没有反应

2＝多次辅助或减少刺激组合后，最终做出反应

4＝最多两次辅助后，能在完整的刺激组合下做出反应

8＝仅一次口头或视觉的辅助

10＝在没有辅助的情况下，独立准确的反应

项目名称　　对话：按功能划分房间-14C

目标：
● 呈现一个房间的图片时，学习者能说出一个适合该房间的活动

需要的材料：

● 各种不同房间的图片，如家庭、学校、医生办公室等房间的图片

对看护人的指导：

● 呈现一个房间的图片，问："你在这里做什么？"

典型刺激：

● 训练：在浴室淋浴，在教室工作，在餐厅吃饭

● 测试：每个房间要求2~3个回答。在教室学习、工作、读书，在餐厅吃饭、喝饮料、交谈

训练	测试
1	16
2	17
3	18
4	19
5	20
6	21
7	22
8	23
9	24
10	25
11	26
12	27
13	28
14	29
15	30

	引入日期	掌握日期
水平 1		
水平 2		

0 = 在多次辅助尝试后没有反应
2 = 多次辅助或减少刺激组合后，最终做出反应
4 = 最多两次辅助后，能在完整的刺激组合下做出反应
8 = 仅一次口头或视觉的辅助
10 = 在没有辅助的情况下，独立准确的反应

项目名称　　概括：字母的概念-14D

目标：

- 在阅读了一组正确的和不正确的示例之后，学习者能命名常见的字母

需要的材料：

- 各种物体、人、动物和地点的图片卡

对看护人的指导：

- 拿出 10 张卡片，许多卡片的名字带有特定的字母发音，有些没有。指着一张卡片说："是，还是不是？"。在学习者回答后，指出他们回答是否正确并问："你知道这些字母吗？"
- 继续下一张卡片，直到他们识别出这些字母

典型刺激：

- 训练：以 C 字母开头的单词，以-ING 结尾的单词，有一个 X 字母的单词
- 测试：使用不同的字母发音。有 PH 的单词，以 S 字母结尾的单词

训练	测试
1	16
2	17
3	18
4	19
5	20
6	21
7	22
8	23
9	24
10	25
11	26
12	27
13	28
14	29
15	30

	引入日期	掌握日期
水平 1		
水平 2		

0=在多次辅助尝试后没有反应

2=多次辅助或减少刺激组合后，最终做出反应

4=最多两次辅助后，能在完整的刺激组合下做出反应

8=仅一次口头或视觉的辅助

10=在没有辅助的情况下，独立准确的反应

项目名称　　泛化仿说-14E

目标：
● 提供一个样本声音，学习者能模仿它

需要的材料：

● 无

对看护人的指导：

● 说："这样做"，并发出一个声音

典型刺激：

● 训练：语音的声音（如"a"、"ee"），音节（如"baba"、"woo"）或者简单的单词（cat, dog）

● 测试：新单词，错误的单词（如 jadna, vek）

训练	测试
1	16
2	17
3	18
4	19
5	20
6	21
7	22
8	23
9	24
10	25
11	26
12	27
13	28
14	29
15	30

	引入日期	掌握日期
水平 1		
水平 2		

0＝在多次辅助尝试后没有反应
2＝多次辅助或减少刺激组合后，最终做出反应
4＝最多两次辅助后，能在完整的刺激组合下做出反应
8＝仅一次口头或视觉的辅助
10＝在没有辅助的情况下，独立准确的反应

项目名称　　流畅度：绘画-14F

目标：

● 呈现一个完成一幅图画的指令，学习者可以快速准确地完成绘画

需要的材料：

● 纸和绘画材料

对看护人的指导：

● 提供绘画平面和绘画材料，说，"快速画一个(物品、人物、动物)。"

● 提供一定的时间来完成这幅图画

典型刺激：

● 训练：在3秒内画一个笑脸，10秒内画一栋房子

● 测试：减少可用时间且画多个物品。在10秒内画一张难过的脸和一朵云，在6秒内画一颗星星和一个杯子

训练	测试
1	16
2	17
3	18
4	19
5	20
6	21
7	22
8	23
9	24
10	25
11	26
12	27
13	28
14	29
15	30

	引入日期	掌握日期
水平1		
水平2		

0＝在多次辅助尝试后没有反应

2＝多次辅助或减少刺激组合后，最终做出反应

4＝最多两次辅助后，能在完整的刺激组合下做出反应

8＝仅一次口头或视觉的辅助

10＝在没有辅助的情况下，独立准确的反应

项目名称　　文字/转录的交互性操作-14G

目标：

- 阅读一个单词之后，学习者能写下这个单词

需要的材料：

- 书写材料和书面句子

对看护人的指导：

- 让学习者读一个带有目标单词的句子，拿走句子然后说，"写下(目标单词)。"

典型刺激：

- 训练：公牛、海狸、房子、电报

- 测试：使用新的目标单词。邻居、电影、寂寞，爱国者

训练	测试
1	16
2	17
3	18
4	19
5	20
6	21
7	22
8	23
9	24
10	25
11	26
12	27
13	28
14	29
15	30

	引入日期	掌握日期
水平 1		
水平 2		

0=在多次辅助尝试后没有反应

2=多次辅助或减少刺激组合后，最终做出反应

4=最多两次辅助后，能在完整的刺激组合下做出反应

8=仅一次口头或视觉的辅助

10=在没有辅助的情况下，独立准确的反应

项目名称   转录：多个来源-14H

目标：
● 听到某个人或其他来源的口头语言之后，学习者能写下说的内容

需要的材料：
● 口语磁带
● 纸，铅笔/马克笔/蜡笔/钢笔

对看护人的指导：
● 下指令让学习者写下他们听到的内容
● 让学习者听某个人、磁带或是其他音频来源的口头语言

典型刺激：
● 训练：口述，使用录音，使用视频。"A-B-10-猫"，"玩具，女孩"
● 测试：包含新的人和新的声音来源。"我整理了我的床"。"1, 2, buckle my shoe.（儿歌名称）"

训练	测试
1	16
2	17
3	18
4	19
5	20
6	21
7	22
8	23
9	24
10	25
11	26
12	27
13	28
14	29
15	30

	引入日期	掌握日期
水平 1		
水平 2		

0=在多次辅助尝试后没有反应
2=多次辅助或减少刺激组合后，最终做出反应
4=最多两次辅助后，能在完整的刺激组合下做出反应
8=仅一次口头或视觉的辅助
10=在没有辅助的情况下，独立准确的反应

项目名称　　**创造性：路径-14I**

目标：
• 呈现网格，学习者能展示从一个点到另一个点的不同路径

需要的材料：
• 标记板和马克笔
• 画一个网格，标记左上角为 A，右下角为 B

对看护人的指导：
• 指导学习者在网格上以一个小方格到另一个小方格的连线方式绘制从 A 到 B 的路径。一旦完成，说："很好，现在画一条不同的路径。"

典型刺激：
• 训练：使用较大的网格，要求连续画出多达 5 条的不同路径
• 测试：使用较小的网格，并要求连续画出多达 7 条的不同路径

训练	测试
1	16
2	17
3	18
4	19
5	20
6	21
7	22
8	23
9	24
10	25
11	26
12	27
13	28
14	29
15	30

	引入日期	掌握日期
水平 1		
水平 2		

0＝在多次辅助尝试后没有反应
2＝多次辅助或减少刺激组合后，最终做出反应
4＝最多两次辅助后，能在完整的刺激组合下做出反应
8＝仅一次口头或视觉的辅助
10＝在没有辅助的情况下，独立准确的反应

项目名称　　　虚假命名: 两个事实和一个谎言-14J

目标:
● 当告知玩一个游戏时, 学习者能提供两个事实和一个谎言, 来故意欺骗指导者

需要的材料:
● 无

对看护人的指导:
● 给孩子一个话题或情境, 让学习者说出三件事–2个真实的陈述和1个谎言。把它当成一个游戏, 试着让孩子用谎言来"欺骗"你, 然后试着猜测哪个陈述不是真实的

典型刺激:
● 训练: 提供问题或主题。你今天早上做了什么? 谁是的你家庭成员? 跟我说说这只猫
● 测试: 使用不同的主题和问题。跟我说说你自己。你昨晚做了什么? 你喜欢什么音乐?

训练	测试
1	16
2	17
3	18
4	19
5	20
6	21
7	22
8	23
9	24
10	25
11	26
12	27
13	28
14	29
15	30

	引入日期	掌握日期
水平1		
水平2		

0 = 在多次辅助尝试后没有反应
2 = 多次辅助或减少刺激组合后, 最终做出反应
4 = 最多两次辅助后, 能在完整的刺激组合下做出反应
8 = 仅一次口头或视觉的辅助
10 = 在没有辅助的情况下, 独立准确的反应

项目名称　　命名相似但不完全相同的交通工具-14K

目标：
● 展示一张已认识交通工具的相似但不完全相同的图片，学习者能说出交通工具的类型

需要的材料：
● 各种类型的交通工具图片

对看护人的指导：
● 呈现一种交通工具的图片，说，"这是什么？"

典型刺激：
● 训练：小轿车、快艇、卡车
● 测试：每种类型的交通工具使用不同的示例。一辆停车场里的小轿车，一艘颜色不同的快艇，一辆不同品牌和型号的卡车

训练	测试
1	16
2	17
3	18
4	19
5	20
6	21
7	22
8	23
9	24
10	25
11	26
12	27
13	28
14	29
15	30

	引入日期	掌握日期
水平1		
水平2		

0＝在多次辅助尝试后没有反应
2＝多次辅助或减少刺激组合后，最终做出反应
4＝最多两次辅助后，能在完整的刺激组合下做出反应
8＝仅一次口头或视觉的辅助
10＝在没有辅助的情况下，独立准确的反应

项目名称　　对话：押韵的诗歌-14L

目标：

- 当提供一首不完整的押韵诗歌时，学习者能增加2行或更多行押韵的句子

需要的材料：

- 无

对看护人的指导：

- 说1~2行押韵诗句，让学习者多说1~2行押韵的诗句

典型刺激：

- 训练：我去了house（房子），看到了一只mouse（老鼠）；蒂姆旅游去了east（东边），制作了一些烤面包加了yeast（酵母）
- 测试：要求更多的押韵诗句，或者告诉学习者说2行或更多行关于某个主题的押韵诗句。说出2行关于午餐的押韵诗句，这里曾经有一只老鼠叫安娜

训练	测试
1	16
2	17
3	18
4	19
5	20
6	21
7	22
8	23
9	24
10	25
11	26
12	27
13	28
14	29
15	30

	引入日期	掌握日期
水平1		
水平2		

0＝在多次辅助尝试后没有反应

2＝多次辅助或减少刺激组合后，最终做出反应

4＝最多两次辅助后，能在完整的刺激组合下做出反应

8＝仅一次口头或视觉的辅助

10＝在没有辅助的情况下，独立准确的反应

项目名称　　**概括：公认的伴随物-14M**

目标：

- 当呈现一张与某个感官感觉相关联的物体图片时，学习者能命名这种感觉

需要的材料：

- 经常伴随有某种感觉的刺激物图片，如：当饿了时想吃的食物，当累了时需要的枕头，当难过时会有的眼泪

对看护人的指导：

- 呈现3-10张为一组的图片卡，说，"选择(感觉)。"

典型刺激：

- 训练：水(口渴)、食物(肚子饿)、枕头(累了)、外套(冷)、风扇(热)、温度计(发烧)、红色(愤怒)、蓝色(冷清)、蓝色(悲伤)
- 测试：用伴随有同一个感觉的不同刺激物。床(累了)、连指手套(冷)、阴影(热)，柠檬水(口渴)

训练	测试
1	16
2	17
3	18
4	19
5	20
6	21
7	22
8	23
9	24
10	25
11	26
12	27
13	28
14	29
15	30

	引入日期	掌握日期
水平 1		
水平 2		

0=在多次辅助尝试后没有反应

2=多次辅助或减少刺激组合后，最终做出反应

4=最多两次辅助后，能在完整的刺激组合下做出反应

8=仅一次口头或视觉的辅助

10=在没有辅助的情况下，独立准确的反应

项目名称　　流畅度：时钟时间-14N

目标：
- 要求学习者说出时间，学习者可以快速准确地说出时间

需要的材料：
- 模拟时钟的图片或纸质时钟

对看护人的指导：
- 在模拟时钟上设置一个时间，并展示给学习者，问"这是几点？"。只给予几秒钟来说出正确的时间

典型刺激：
- 训练：12:00, 3:00, 8:15
- 测试：使用不同的时间，并且只允许更短的时间来回答。9:00, 7:25, 12:04

训练	测试
1	16
2	17
3	18
4	19
5	20
6	21
7	22
8	23
9	24
10	25
11	26
12	27
13	28
14	29
15	30

	引入日期	掌握日期
水平1		
水平2		

0＝在多次辅助尝试后没有反应

2＝多次辅助或减少刺激组合后，最终做出反应

4＝最多两次辅助后，能在完整的刺激组合下做出反应

8＝仅一次口头或视觉的辅助

10＝在没有辅助的情况下，独立准确的反应

项目名称　　**迷信的祈求-14O**

目标：

- 参加常见的需要迷信祈求的活动时，学习者能用这种祈求

需要的材料：

- 会引发祈求但不一定会有回报的物品

对看护人的指导：

- 参与一个只能偶然得到奖励的任务，说一句迷信的话，然后将材料传递给学习者并说，"轮到你了"

典型刺激：

- 训练：在赛车时，—"车，你能行!"当修理一个物品时，—"工作起来，(××物品)!"看着午餐菜单，—"会有好东西的!"

- 测试：使用类似的概率情境。掷骰子—"幸运3!"，猜卡片时—"红桃!"，堆积木时—"不要倒!"

训练	测试
1	16
2	17
3	18
4	19
5	20
6	21
7	22
8	23
9	24
10	25
11	26
12	27
13	28
14	29
15	30

	引入日期	掌握日期
水平1		
水平2		

0＝在多次辅助尝试后没有反应

2＝多次辅助或减少刺激组合后，最终做出反应

4＝最多两次辅助后，能在完整的刺激组合下做出反应

8＝仅一次口头或视觉的辅助

10＝在没有辅助的情况下，独立准确的反应

项目名称　　　转录：数字集-14P

目标：
● 学习者能写1到1000之间的任何数字
需要的材料：
● 纸和铅笔
对看护人的指导：
● 说，"写(数字)。"
典型刺激：
● 训练：1~19、20、30、40、50、60、70、80、90、100、200、300、635
● 测试：用不同的数字。22、127、484、347

训练	测试
1	16
2	17
3	18
4	19
5	20
6	21
7	22
8	23
9	24
10	25
11	26
12	27
13	28
14	29
15	30

	引入日期	掌握日期
水平1		
水平2		

0＝在多次辅助尝试后没有反应
2＝多次辅助或减少刺激组合后，最终做出反应
4＝最多两次辅助后，能在完整的刺激组合下做出反应
8＝仅一次口头或视觉的辅助
10＝在没有辅助的情况下，独立准确的反应

项目名称　　　概括：音乐类型-14Q

目标：
- 在听了一段简短的音频剪辑后，学习者能通过概括特质来命名音乐类型

需要的材料：
- iPad 或 web 浏览器上的各种不同类型的短音频片段

对看护人的指导：
- 播放一段音频片段，播放完后，问"这是什么类型的歌？"

典型刺激：
- 训练：使用几个不同类型的例子。披头士（摇滚）、滚石（摇滚）、猫王（摇滚）、后街男孩（流行）、德瑞博士（嘻哈）
- 测试：使用同一类型的不同示例。冥河乐队（摇滚）、新街边男孩（流行）、乐一通说唱（嘻哈）

训练	测试
1	16
2	17
3	18
4	19
5	20
6	21
7	22
8	23
9	24
10	25
11	26
12	27
13	28
14	29
15	30

	引入日期	掌握日期
水平 1		
水平 2		

0＝在多次辅助尝试后没有反应

2＝多次辅助或减少刺激组合后，最终做出反应

4＝最多两次辅助后，能在完整的刺激组合下做出反应

8＝仅一次口头或视觉的辅助

10＝在没有辅助的情况下，独立准确的反应

项目名称　　　区分可回收的物品-14R

目标：

- 帮助清理时，学习者能正确地摆放和处理物品

需要的材料：

- 用于丢掉、回收、储存的各种材料
- 有合适标签的回收箱和废物筐

对看护人的指导：

- 放一些物品(一些可以回收的，一些可以丢掉的，和一些可以储存或留着以后用的)，说："清理。"

典型刺激：

- 训练：每一个回收类别的不同物品，也包括不可回收的。例如马克笔、罐子、纸、报纸
- 测试：使用不同的物体。塑料瓶、空薯片袋、铅笔

训练	测试
1	16
2	17
3	18
4	19
5	20
6	21
7	22
8	23
9	24
10	25
11	26
12	27
13	28
14	29
15	30

	引入日期	掌握日期
水平1		
水平2		

0=在多次辅助尝试后没有反应

2=多次辅助或减少刺激组合后，最终做出反应

4=最多两次辅助后，能在完整的刺激组合下做出反应

8=仅一次口头或视觉的辅助

10=在没有辅助的情况下，独立准确的反应

项目名称　　　简单操作隐喻–14S

目标：

- 观察一个动作之后，学习者能从一组刺激中选择一个与该动作相关的刺激

需要的材料：

- 用来操作的各种刺激，各种特性的动物或食物的图片卡

对看护人的指导：

- 使用一段视频或演示动作来展示一个例子
- 提供2个一组的图片，并说："哪一个是和(动作)一样的？"

典型刺激：

- 训练：慢慢地堆积木—兔子/乌龟，用整个手抓住铅笔写字—犀牛/浣熊，拍桌子—干草捆/砖墙
- 测试：使用新的动作和对比的例子，摩擦你的头—海豚/豪猪，快速打响指—猎豹/大象，打哈欠—树懒/狐狸

训练	测试
1	16
2	17
3	18
4	19
5	20
6	21
7	22
8	23
9	24
10	25
11	26
12	27
13	28
14	29
15	30

	引入日期	掌握日期
水平1		
水平2		

0＝在多次辅助尝试后没有反应

2＝多次辅助或减少刺激组合后，最终做出反应

4＝最多两次辅助后，能在完整的刺激组合下做出反应

8＝仅一次口头或视觉的辅助

10＝在没有辅助的情况下，独立准确的反应

项目名称　　命名奇怪情况下的动作-14T

目标：
- 观察一种不常见使用物品的方式后，学习者能命名该动作

需要的材料：
- 常见物品或玩具

对看护人的指导：
- 对一个物品以不常用的方式做一个动作，然后说"我刚才做了什么？"

典型刺激：
- 训练：用玩具车击打钉子，用泰迪熊挠你的头
- 测试：对同样的项目使用不同的动作。用泰迪熊重重地击打玩具钉，用锤子梳头

训练	测试
1	16
2	17
3	18
4	19
5	20
6	21
7	22
8	23
9	24
10	25
11	26
12	27
13	28
14	29
15	30

	引入日期	掌握日期
水平1		
水平2		

0＝在多次辅助尝试后没有反应

2＝多次辅助或减少刺激组合后，最终做出反应

4＝最多两次辅助后，能在完整的刺激组合下做出反应

8＝仅一次口头或视觉的辅助

10＝在没有辅助的情况下，独立准确的反应

项目名称　　概念：公共标志-14U

目标：
● 展示一组公共标志的形状或图片,学习者能识别标志

需要的材料：
● 一些各种不同类型的标志图片,其他带有与标志相关内容的卡片

对看护人的指导：
● 展示一组3~10个基本的公共标志,说:"指向(标志)。"

典型刺激：
● 训练:停,让行,动物过马路,限速,学校马路
● 测试:使用同一个标志的不同图片或其他标志图片。鹿/麋鹿,速度标志:25/45/65,停车标志:红灯,红色三角形,交通指挥员说"停车"并伸出手

训练	测试
1	16
2	17
3	18
4	19
5	20
6	21
7	22
8	23
9	24
10	25
11	26
12	27
13	28
14	29
15	30

	引入日期	掌握日期
水平1		
水平2		

0=在多次辅助尝试后没有反应
2=多次辅助或减少刺激组合后,最终做出反应
4=最多两次辅助后,能在完整的刺激组合下做出反应
8=仅一次口头或视觉的辅助
10=在没有辅助的情况下,独立准确的反应

项目名称　　　**使用计算器-14V**

目标:
• 学习者能使用计算器来完成数学问题

需要的材料:
• 计算器，标记板或数学工作表

对看护人的指导:
• 提供一个计算器，并给学习者一个数学问题来完成

典型刺激:
• 训练: 1+5+3+7+5, 99-12-15, 129+56, 10-3, 5×5, 100/5
• 测试: 使用更复杂和需要更多步骤的数学题。3+7+5+4-5, 2×2×3×7, 100-5-8-41, 把 1 到 10 的所有数字相加

训练	测试
1	16
2	17
3	18
4	19
5	20
6	21
7	22
8	23
9	24
10	25
11	26
12	27
13	28
14	29
15	30

	引入日期	掌握日期
水平 1		
水平 2		

0=在多次辅助尝试后没有反应
2=多次辅助或减少刺激组合后，最终做出反应
4=最多两次辅助后，能在完整的刺激组合下做出反应
8=仅一次口头或视觉的辅助
10=在没有辅助的情况下，独立准确的反应

项目名称　　算钱的泛化-14W

目标：
● 要求学习者数出一笔钱，学习者可以用不同的硬币和纸币数出金额

需要的材料：
● 硬币和纸币

对看护人的指导：
● 给学习者各种类型的硬币和纸币，说，"数出（数额）。"在学习者正确计数后，说，"用不同的硬币数出（数额）"

典型刺激：
● 训练：$2.25，$4.70，$1.30，$3.33，$4.82
● 测试：使用不同的数额，并且要求使用更多的方法去得到总额。$0.73，$5.89，$9.63，$10.51，$4.99

训练	测试
1	16
2	17
3	18
4	19
5	20
6	21
7	22
8	23
9	24
10	25
11	26
12	27
13	28
14	29
15	30

	引入日期	掌握日期
水平 1		
水平 2		

0＝在多次辅助尝试后没有反应
2＝多次辅助或减少刺激组合后，最终做出反应
4＝最多两次辅助后，能在完整的刺激组合下做出反应
8＝仅一次口头或视觉的辅助
10＝在没有辅助的情况下，独立准确的反应

项目名称　　对话：对他人的兴趣-14X

目标：
● 呈现一个聊天话题，学习者能以一种表示感兴趣的方式进行回应

需要的材料：
● 无

对看护人的指导：
● 提出一个会话主题或提及最近发生的事情，要求学习者以表示兴趣的陈述来回应

典型刺激：
● 训练：我去了海滩——哦，真的吗？我吃了一顿丰盛的早餐——吃了什么呢？我有了一条新狗——什么品种？达拉斯小牛队上周赢了——对手是谁呀？
● 测试：使用不同的主题。我姐姐搬来小镇了——那真是太好了！我喜欢吃芝士——我也喜欢芝士。我的狗生病了——哦，不！

训练	测试
1	16
2	17
3	18
4	19
5	20
6	21
7	22
8	23
9	24
10	25
11	26
12	27
13	28
14	29
15	30

	引入日期	掌握日期
水平1		
水平2		

0＝在多次辅助尝试后没有反应
2＝多次辅助或减少刺激组合后，最终做出反应
4＝最多两次辅助后，能在完整的刺激组合下做出反应
8＝仅一次口头或视觉的辅助
10＝在没有辅助的情况下，独立准确的反应

项目名称　　命名钱的组合-14Y

目标：

- 当呈现许多钱时，学习者能说出钱的总额

需要的材料：

- 不同面额的美元硬币，不同面额的玩具钞票

对看护人的指导：

- 把一组钱放在桌上，然后说，"这是多少钱？"

典型刺激：

- 训练：用25美分的硬币组成1美元，一枚25美分硬币和一枚5美分硬币，3枚1美分硬币
- 测试：使用更多的硬币和纸币。9枚1美分硬币和1美元纸币，2枚25美分硬币和1枚5美分硬币，用8枚硬币组合出0.8美元

训练	测试
1	16
2	17
3	18
4	19
5	20
6	21
7	22
8	23
9	24
10	25
11	26
12	27
13	28
14	29
15	30

	引入日期	掌握日期
水平1		
水平2		

0=在多次辅助尝试后没有反应

2=多次辅助或减少刺激组合后，最终做出反应

4=最多两次辅助后，能在完整的刺激组合下做出反应

8=仅一次口头或视觉的辅助

10=在没有辅助的情况下，独立准确的反应

项目名称　　命名复数-14Z

目标：

● 给与单数和复数的物品图片，学习者能对图片的内容进行恰当的单复数命名

需要的材料：

● 熟悉的单数物体和复数物体的图片

对看护人的指导：

● 将单数和复数的物品都放在桌子上，指着一张单数或者复数物品的图片问："这是什么？"

典型刺激：

● 训练：狗(许多狗)、猫(许多猫)、鱼(许多鱼)

● 测试：使用不同的图片，例如鸡(许多鸡)、山羊(许多山羊)、鱼(许多鱼)

训练	测试
1	16
2	17
3	18
4	19
5	20
6	21
7	22
8	23
9	24
10	25
11	26
12	27
13	28
14	29
15	30

	引入日期	掌握日期
水平1		
水平2		

0＝在多次辅助尝试后没有反应

2＝多次辅助或减少刺激组合后，最终做出反应

4＝最多两次辅助后，能在完整的刺激组合下做出反应

8＝仅一次口头或视觉的辅助

10＝在没有辅助的情况下，独立准确的反应

项目名称 _____

目标：
●
需要的材料：
●
对看护人的指导：
●
典型刺激：
●

训练	测试
1	16
2	17
3	18
4	19
5	20
6	21
7	22
8	23
9	24
10	25
11	26
12	27
13	28
14	29
15	30

	引入日期	掌握日期
水平 1		
水平 2		

0=在多次辅助尝试后没有反应

2=多次辅助或减少刺激组合后，最终做出反应

4=最多两次辅助后，能在完整的刺激组合下做出反应

8=仅一次口头或视觉的辅助

10=在没有辅助的情况下，独立准确的反应

PEAK 报告卡：泛化项目

姓名：＿＿＿＿＿＿＿＿

项目名称：□□□□□□□□ 编号：□

训练：开始日期＿＿＿＿
训练：现在日期＿＿＿＿

测试：开始日期＿＿＿＿
测试：现在日期＿＿＿＿

0　　25　　50　　75　　100

项目名称：□□□□□□□□ 编号：□

训练：开始日期＿＿＿＿
训练：现在日期＿＿＿＿

测试：开始日期＿＿＿＿
测试：现在日期＿＿＿＿

0　　25　　50　　75　　100

项目名称：□□□□□□□□ 编号：□

训练：开始日期＿＿＿＿
训练：现在日期＿＿＿＿

测试：开始日期＿＿＿＿
测试：现在日期＿＿＿＿

0　　25　　50　　75　　100

项目名称：□□□□□□□□ 编号：□

训练：开始日期＿＿＿＿
训练：现在日期＿＿＿＿

测试：开始日期＿＿＿＿
测试：现在日期＿＿＿＿

0　　25　　50　　75　　100

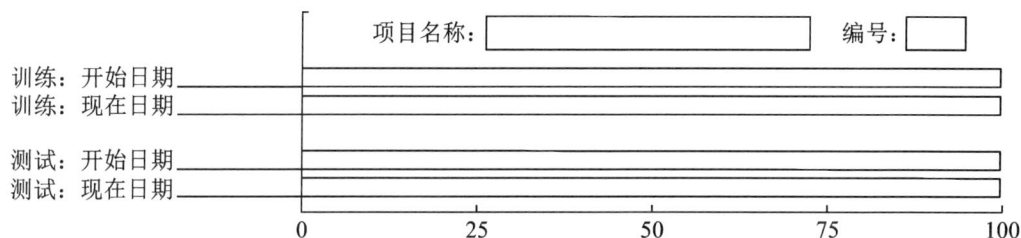

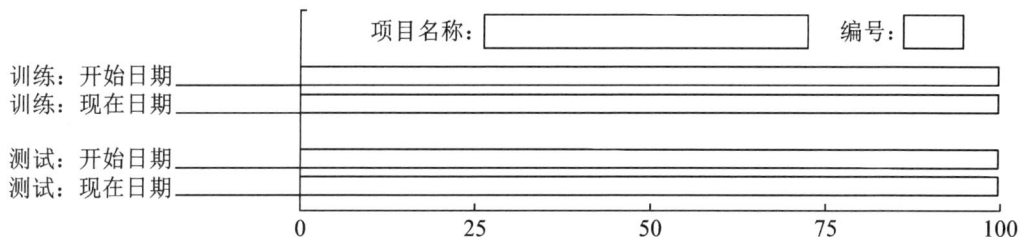

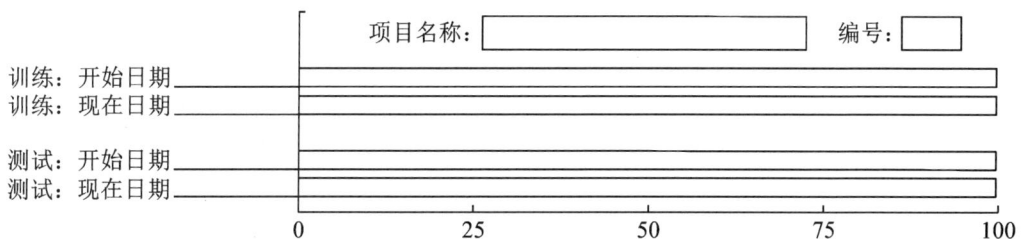

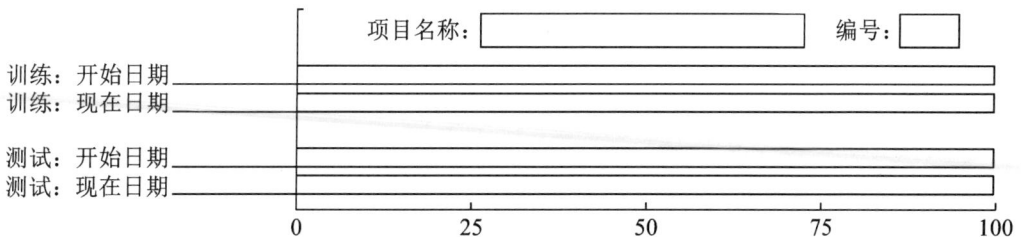

说明：输入项目名称/编号、开始日期和最后评估日期。使用记号笔或高光笔，填涂上学习者在起始日期获得的评估分数以展示学习者的进步。

声 明

本译本由湖南光琇医院有限公司完成翻译，PEAK 书籍全册包含 4 本关系训练系统学习模块（直接训练模块、泛化模块、等量模块、转换模块）和 1 套评估手册，相关从业及研究人员必须凭借其自身经验和知识对书中描述的方法策略进行评估和使用。行为科学发展迅速，且 PEAK 课程和 PEAK 评估针对的学习者个体差异性较大，建议参加规范、系统的培训，以提升实践操作的精准度，并鼓励接受持续的督导以监测实施 PEAK 课程和 PEAK 评估的有效性。目前，湖南光琇医院有限公司为中国境内唯一一家获得 PEAK 相关知识产权使用许可的单位。

图书在版编目（CIP）数据

PEAK 关系训练系统. 泛化模块／（美）马克·R. 狄克逊（Mark R. Dixon）著，卢光琇，林波主译. —长沙：中南大学出版社，2023.7

书名原文：P. E. A. K Relational Training System：Generalization

ISBN 978-7-5487-5226-4

Ⅰ. ①P… Ⅱ. ①马… ②卢… ③林… Ⅲ. ①孤独症－语言障碍－康复训练 Ⅳ. ①R762

中国版本图书馆 CIP 数据核字（2022）第 232613 号

PEAK 关系训练系统：泛化模块
PEAK GUANXI XUNLIAN XITONG：FANHUA MOKUAI

（美）马克·R. 狄克逊（Mark R. Dixon） 著

卢光琇 林波 主译

□出 版 人	吴湘华
□责任编辑	谢新元
□责任印制	唐 曦
□出版发行	中南大学出版社
	社址：长沙市麓山南路　　邮编：410083
	发行科电话：0731-88876770　　传真：0731-88710482
□印　　装	湖南省众鑫印务有限公司

□开　　本	889 mm×1194 mm　1/16　□印张 15.5　□字数 305 千字
□版　　次	2023 年 7 月第 1 版　□印次 2023 年 7 月第 1 次印刷
□书　　号	ISBN 978-7-5487-5226-4
□定　　价	126.00 元